ISBN 978-3-662-28209-0   ISBN 978-3-662-29723-0 (eBook)
DOI 10.1007/978-3-662-29723-0

Sonderabdruck aus
„Archiv f. experim. Pathologie und Pharmakologie", Bd. 201, H. 6, S. 529—568, 1943.
Springer-Verlag, Berlin W 9.

Aus dem Pharmakologischen Institut (O. Gros) und dem Physiologischen Institut (M. Gildemeister) der Universität Leipzig.

Studien zur Frage der permeabilitätsverändernden Wirkung von Narkotica und Analeptica.

Von

H. Hofmann.

Mit 15 Textabbildungen (59 Einzelbildern).

(Eingegangen am 20. Februar 1943.)

I. Einleitung und Problemstellung.

1. Die Erforschung der Permeabilitätsvorgänge an den Zellgrenzflächen und insbesondere das Studium der nach der Einwirkung von Pharmaka auf die Zelle eintretenden Veränderungen der Durchlässigkeit ist für die Pharmakologie und Physiologie von großer Bedeutung. Dem Untersucher stehen für die experimentelle Bearbeitung dieser Fragen neben zahlreichen chemischen und kolorimetrischen Methoden eine Reihe von Verfahren zur Verfügung, die sich der Beobachtung osmotischer Vorgänge oder der der Wanderung von Farbstoffen bedienen. [Bezüglich der umfangreichen Literatur verweisen wir auf die zusammenfassenden Darstellungen (1—4).] Viele der Methoden zur Permeabilitätsmessung weisen neben größeren methodischen Schwierigkeiten schwer zu eliminierende Mängel auf, die beispielsweise bei den chemischen und kolorimetrischen Verfahren in dem Fehler begründet sind, der durch die Adsorption der permeierenden Stoffe an die Zellelemente bedingt wird. Der bedeutendste Nachteil der allgemein bekannten Untersuchungsmethoden liegt aber darin begründet, daß sie es meist nicht gestatten, zeitlich exakt definierte, fortlaufende Messungen der Durchlässigkeit durchzuführen, und daß sie hierdurch nicht geeignet sind, uns Aufklärung über den zeitlichen Verlauf der beispielsweise durch die Einwirkung eines Arzneimittels hervorgerufenen Permeabilitätsveränderungen zu geben. Gerade die Möglichkeit der Durchführung laufender, zeitlich definierter Untersuchungen ist aber für das Studium von Permeabilitätsvorgängen häufig unerläßlich, denn die Klärung der Frage nach dem Verlauf der durch pharmakologische Beeinflussung hervorgerufenen Durchlässigkeitsveränderungen, die Entscheidung, ob es sich hierbei um reversible oder irreversible Vorgänge handelt, ist von kardinaler Bedeutung.

Die Forderung nach fortlaufender Registrierung der Durchlässigkeit wird praktisch nur von Verfahren erfüllt, bei denen die Messung auf elektrischem Wege erfolgt. Diese elektrischen Methoden der Permeabilitätsmessung haben sich in neuester Zeit ausgezeichnet bewährt und finden immer mehr Verwendung. Sie fußen alle auf der Tatsache, daß die Ionen eines Elektrolyten sich in verschiedener Weise in die Zellgrenzfläche und ihre Umgebung verteilen. Es entstehen dadurch elektrische Potentialdifferenzen, die durch relativ einfache Meßmethoden erfaßbar sind. Veränderungen der Permeabilität der Zellgrenzflächen bedingen Veränderungen der Ionenkonzentration und damit solche der Potentialdifferenzen, die unschwer meßbar sind und hierdurch die elektrische Messung von Permeabilitätsveränderungen ermöglichen. Wir erfassen mit diesem Verfahren also die Veränderung der Ionenpermeabilität des Untersuchungsobjektes.

Die älteste dieser (elektrischen) Methoden der Permeabilitätsmessung wurde von Osterhout (5) angegeben, der die Veränderung der elektrischen Leitfähigkeit als Kriterium der Änderung der Permeabilität des Untersuchungsobjektes benutzte. Dieses Verfahren verwendeten eine ganze Reihe von Untersuchern mit Erfolg. Es weist bei vergleichender Untersuchung lediglich den Nachteil auf, daß es nicht sehr empfindlich und deshalb kaum geeignet ist, feinere Schwankungen der Durchlässigkeit nachzuweisen.

Wir verwenden deshalb heute eine andere Methode der elektrischen Permeabilitätsmessung, die auf der Bestimmung der Polarisationskapazität beruht und die von Gildemeister angegeben und von seiner Schule ausgebaut wurde. Das Gildemeistersche Verfahren basiert auf folgenden grundsätzlichen Überlegungen [vgl. hierzu Gildemeister (6)]: Tierische Gewebe verhalten sich gegenüber dem elektrischen Strom wie Polarisationszellen, sie entwickeln also entgegen einem durchgeleiteten Strom elektrische Gegenkräfte, die unschwer meßbar sind. Die Zellgrenzflächen spielen hierbei die Rolle der metallischen Elektroden des physikalischen Modells der Polarisationszelle, wie wir es aus den Arbeiten Wiens (7) kennen. Auf Grund der Warburgschen Untersuchungen (8), sowie durch die Übertragung der Warburgschen Polarisationstheorie auf die organische Zelle durch Nernst (9) wissen wir, daß die Polarisierbarkeit mit der Halbdurchlässigkeit der Membran in direktem Zusammenhang steht. Eine Veränderung der Durchlässigkeit der Zellgrenzflächen führt in jedem Fall zu einer Veränderung der Polarisierbarkeit und damit zu Änderungen der elektrisch meßbaren Gegenkräfte. Die Gültigkeit der ursprünglich von Gildemeister nur als Arbeitshypothese benutzten Formulierung: „Permeabilitätsverminderung = Verminderung der Polarisationskapazität; Permeabilitätssteigerung = Steigerung der Polarisationskapazität" konnte von Gerstner (10) (11) erwiesen werden, der in Versuchen an Froschhaut bei gleichzeitiger, vergleichender elektrischer und chemischer Permeabilitätsmessung zeigen konnte, daß im Meßbereich eines zur Durchströmung des

Untersuchungsobjektes benutzten Wechselstromes von etwa 1000 pro Sekunde die Veränderungen von Polarisationskapazität und Durchlässigkeit symbat verlaufen.

Permeabilitätsmessungen nach dem Gildemeisterschen Verfahren werden im allgemeinen derart durchgeführt, daß das Untersuchungsobjekt in dem einen Zweig einer Kohlrauschschen Wechselstrombrücke liegend (Abb. 1), mit sinusreinem Wechselstrom einer konstanten, genau definierten Frequenz (n) durchströmt und Blind- und Wirkwiderstand laufend bestimmt werden. Die in dem Blindwiderstand enthaltene Kapazität (C), die in Mikrofarad gemessen wird, verändert sich symbat mit der Änderung der Durchlässigkeit des Untersuchungsobjektes für elektrolytische Ionen. Ein Absinken der Kapazität entspricht einer Verminderung, ein Ansteigen einer Vermehrung der Permeabilität

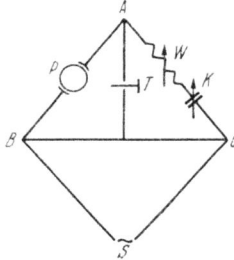
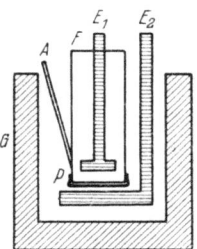

Abb. 1. Schaltschema einer Wechselstrommeßbrücke. ABC Brücke; P Untersuchungsobjekt an unpolarisierbaren Elektroden. T Nullinstrument. W variabler Widerstand. K variabler Kondensator. S Stromquelle.

Abb. 2. Anordnung der Elektroden. G temperaturisoliertes Gefäß. E_1 u. E_2 unpolarisierbare Silberelektroden. A Ansatzstutzen zum Auswechseln des Innenringers. P Untersuchungsobjekt (Froschhaut) auf Glasrohr F aufgebunden.

Das Untersuchungsobjekt (Haut, Muskel u. a.) wird hierbei meist als Diaphragma zwischen zwei Elektroden gebracht, wie aus der Abb. 2 ersichtlich ist. Pharmaka, deren permeabilitätsverändernde Wirkung untersucht werden soll, können sowohl der äußeren als auch der inneren Badflüssigkeit zugesetzt werden.

Diese Methode der Permeabilitätsmessung ermöglicht es, eine exakt aufgebaute, einwandfrei arbeitende Meßapparatur vorausgesetzt, auf methodisch einfachem Wege fortlaufende, zeitlich genau definierte Permeabilitätsmessungen durchzuführen. Sie besitzt neben dem Vorzug der Einfachheit des Meßvorganges eine gute Empfindlichkeit und ist dadurch in besonderem Maße geeignet, für die Untersuchung der pharmakologischen Beeinflussung der Permeabilität herangezogen zu werden.

2. Wir haben mit Hilfe dieser Untersuchungsmethode zunächst die Wirkung von Narkotica auf die Permeabilität der überlebenden tierischen Zelle untersucht. Es ist heute allgemein anerkannt, daß Narkotica die Permeabilität der Zellgrenzflächen in charakteristischer Weise zu verändern vermögen. Gleichgültig, welche der zahlreichen Theorien, die

für die Erklärung des Wirkungsmechanismus der Narkotica gegeben wurden, wir als zutreffend ansehen wollen, fast allen ist die experimentell vielfach erwiesene Tatsache gemein, daß es unter Narkoticawirkung zu Durchlässigkeitsänderungen der Grenzflächen der Zellen für Ionen kommt.

Die Untersuchungsbefunde zur Klärung der Frage, ob es sich bei diesen Permeabilitätsveränderungen um eine Steigerung oder Verminderung der Durchlässigkeit handelt, sind nicht eindeutig. Während Alcock (12), Chiari (13), Höfler und Weber (14), Lepeschkin (15), van Herwerden (16) u. a. Autoren eine Steigerung der Durchlässigkeit unter der Wirkung von Narkotica beobachteten, wurde von einer größeren Reihe anderer Untersucher eine Permeabilitätsverminderung beschrieben. Hiervon seien nur erwähnt die Versuche Wintersteins (17), der an Muskelmembranen unter Narkoticawirkung eine Verminderung der Wasserdurchlässigkeit beschrieb, die Untersuchungen von Mc Clendon (18) an Eiern von Meerestieren, die Arbeiten von Lillie (19), Höber (20) und Seo (21), in denen ein Antagonismus zwischen Narkose und Salzwirkung („Salzruheströme") nachgewiesen wurde. Die ältere Literatur wurde von Winterstein zusammengestellt, wir verweisen in diesem Zusammenhang auf diese Arbeit (22). Mit elektrischen Verfahren der Permeabilitätsmessung wurden zunächst von Osterhout (23) (24) und Joel (25) verschiedene Narkotica mit Hilfe der Leitfähigkeitsmessung an pflanzlichen und tierischen Zellen geprüft. Gildemeister (26) und seine Schüler (27—29) untersuchten durch Bestimmung der Polarisationskapazität die Wirkung von Chloroform, Äther, Alkohol und Äthylurethan auf die Ionenpermeabilität der Froschhaut. Alle diese elektrischen Untersuchungen ergaben übereinstimmend, daß es in einem mittleren Konzentrationsbereich zu einer reversiblen Permeabilitätsverminderung kommt, höhere Konzentrationen führten zu einer irreversiblen Steigerung der Durchlässigkeit. Diese Befunde standen in guter Übereinstimmung mit den oben zitierten Beobachtungen von Winterstein, Höber u. a. Autoren. Sie konnten mit der gleichen Methodik später unter Gildemeister von Biskupsky (30), Hofmann (31) und Gerstner (32) bestätigt werden. (Auf die Arbeiten von Biskupsky und Gerstner kommen wir noch später zurück.)

In einigen neueren Arbeiten wurden endlich mit anderer Methodik unter der Einwirkung „mittlerer" Narkoticumkonzentrationen reversible Verminderungen der Grenzflächenpermeabilität beobachtet. So sah Lullies (33) an den Blattzellen von Tradescantia discolor (Rhoeo) eine Durchlässigkeitsverminderung für Glycerin und Glykol, Lucke (34) eine Herabsetzung der Wasserpermeabilität an unbefruchteten Seeigeleiern, und Anselmino (35) in Hämolyseversuchen eine der Narkoticumkonzentration proportional verlaufende Hämolyseverzögerung [in Bestätigung älterer Versuchsergebnisse von von Knaffl-Lenz (36), Joel (25), Katz (37), Traube (38)] auftreten. Von besonderem Interesse erscheint hier aber noch die Beobachtung von Ashkenaz (39), daß sich auch unter der Einwirkung von Mg-Salzen eine Permeabilitätsverminderung nachweisen läßt. Hierdurch reiht sich auch der Vorgang der Mg-Narkose in das Bild der durch Narkotica hervorgerufenen Durchlässigkeitsveränderungen ein.

Obwohl man heute wohl allgemein zu der Annahme neigt, daß Narkotica in narkotischen Konzentrationen zu einer reversiblen Verminderung der Durchlässigkeit der Zellgrenzflächen führen, so läßt sich, wie wir gesehen haben, auf Grund des gebotenen experimentellen Beweismaterials die Frage, ob für die reversibel depressive Wirkung der Narkotica eine Verminderung oder Steigerung der Permeabilität charakteristisch ist, zunächst nicht sicher entscheiden. Wenn wir von den Ergebnissen absehen wollen, die mit Hilfe elektrischer Meßverfahren gewonnen wurden und die in ihrer Deutung durchaus einheitlich sind, so gelangt man bei kritischer Durchsicht der Literatur zu der Ansicht, daß es unter Narkoticumwirkung sicher zu Veränderungen der Grenzflächendurchlässigkeit kommt, daß diese jedoch sowohl im Sinne einer Steigerung als auch Verminderung verlaufen können, so daß zunächst als wesentliches Moment der Narkoticawirkung die Veränderung der Permeabilität anzusehen wäre, während die Richtung dieser Durchlässigkeitsveränderung belanglos bleiben würde. Tatsächlich sind auch schon von anderer Seite derartige Vermutungen ausgesprochen worden (40). Durch eine derartige Formulierung würde aber der Permeabilitätstheorie der Narkose, die sich für die Forschung bisher als sehr fruchtbar erwiesen hat, der Boden entzogen werden. Es erschien deshalb wüschenswert, mit Hilfe der elektrischen Methode der Permeabilitätsmessung auf breiterer Basis die Frage zu untersuchen, in welcher Weise die Durchlässigkeit der Zellgrenzflächen durch Narkotica in verschiedenen Konzentrationsbereichen verändert wird. Die Möglichkeit, Untersuchungen der Grenzflächendurchlässigkeit mit Hilfe einer Methode durchführen zu können, die es gestattet, zeitlich fortlaufende, exakt definierte Messungen anzustellen, ließ es möglich erscheinen, durch ein derartiges Vorgehen wesentlich neue Einblicke gewinnen zu können.

Bei kritischer Durchsicht der Literatur erkennt man, daß ein sehr großer Teil der Untersuchungen, die über die Frage der Beeinflussung der Grenzflächenpermeabilität vorliegen, daran krankt, daß die Reversibilität der beobachteten Durchlässigkeitsveränderungen nicht geprüft wurde bzw. aus methodischen Gründen nicht geprüft werden konnte. Die Entscheidung dieser Frage ist aber zweifellos von größter Bedeutung und ermöglicht erst weitergehende Schlüsse. So haben wir bei unseren Versuchen von vornherein stets besonderen Wert auf die Ermittlung der Reversibilität der Durchlässigkeitsveränderungen gelegt, da durch die Entscheidung dieser Frage die Lösung verschiedener Probleme möglich erschien.

Unsere Versuche wurden vergleichend unter Benutzung von Narkotica verschiedener chemischer Konstitution durchgeführt, um gleichzeitig zu untersuchen, ob typische Veränderungen der Grenzflächendurchlässigkeit nur unter der Einwirkung bestimmter Narkotica auftreten, oder ob sie als allgemeingültig für die Narkoticawirkung gelten können.

Wir berichten im ersten Teil der vorliegenden Arbeit über Versuche mit Äthylurethan, Paraldehyd, Amylenhydrat, Chloralhydrat und zwei Barbitursäurederivaten (Veronal und Luminal). Hierbei interessierten uns besonders neben der Feststellung der oben dargelegten Kriterien die unter Narkoticawirkung auftretenden verschiedenen ,,Phasen" der Durchlässigkeitsveränderungen (reversible Permeabilitätsverminderung, irreversible Steigerung) und die Bestimmung der zur Erzielung derartiger Veränderungen notwendigen Pharmakonzentrationen. Weiter haben wir hierbei die Wirkung von Narkoticakombinationen auf die Permeabilität studiert.

3. Neben der Untersuchung der durchlässigkeitsverändernden Wirkung der Narkotica haben wir die Frage, in welcher Weise die Permeabilität der Zellgrenzflächen durch Pharmaka aus der Gruppe der Krampfgifte (Analeptica) beeinflußt wird, experimentell entschieden. Es ist heute allgemein bekannt, daß die Wirkung der Narkotica durch andere Gifte antagonistisch beeinflußt werden kann. Diese antidotarische Wirkung ist besonders bei den Pharmaka aus der Gruppe der Krampfgifte ausgeprägt. Seit dem Nachweis der antidotarischen Wirkung des Coffeins gegenüber der narkotischen Wirkung des Alkohols durch Binz (41) und der gleichen Wirkung des Picrotoxins gegenüber Paraldehyd [Schmiedeberg (42)] und Chloral [Gottlieb (43)], hat sich eine große Reihe von Forschern dem Studium der antagonistischen Beeinflussung der Narkose zugewendet. Wir verweisen in diesem Zusammenhang auf die zusammenfassenden Darstellungen bei Winterstein (22), Meyer und Gottlieb (44) und Starkenstein (45).

Diese Untersuchungen gewannen besondere Bedeutung, nachdem die ausgezeichnet wasserlöslichen Krampfgifte vom Typus des Cardiazols (Pentamethylentetrazol) und Coramin (Pyridin-β-Carbonsäurediäthylamid) in die Therapie eingeführt wurden, bei denen die antagonistische Wirkung auf die Narkose besonders stark ausgeprägt ist [Literatur bei Hildebrandt (47) (46)]. Diese Analeptica haben sich in der Praxis ausgezeichnet als ,,Weckmittel" bewährt und geben dem Arzt die Möglichkeit, bei Narkosezwischenfällen (insbesondere bei Verwendung von Basisnarkotica) sowie bei Schlafmittelvergiftungen die narkotische Wirkung zu durchbrechen.

Der Antagonismus zwischen Narkoticum und Analepticum ist bekanntlich ein wechselseitiger. Es gelingt sowohl durch die Zufuhr eines Krampfgiftes die depressive Wirkung eines Narkoticums aufzuheben, als auch die durch ein Analepticum hervorgerufene Erregung durch rechtzeitige Gabe eines Narkoticums zu antagonisieren. Während die Herabsetzung der gesteigerten Erregbarkeit durch die allgemein depressive Wirkung der Narkotica auf Grund unserer Kentnisse der pharmakologischen Wirkung dieser Stoffe durchaus verständlich erscheint, ist dies nicht ohne weiteres für die gegensinnige Beeinflussung des narkotischen Zustandes durch Analeptica der Fall. Hier hofften wir, durch das Studium der permeabilitätsverändernden Wirkung dieser Pharmaka, tiefere Einblicke in den Mechanismus der Analepticawirkung und damit zugleich in den der antagonistischen Wirkung gewinnen zu können.

Unsere Untersuchungen über die pharmakologische Beeinflussung der Permeabilität durch Analeptica haben wir in erster Linie mit Cardiazol durchgeführt, dessen antagonistische Wirkung, wie schon oben erwähnt, vielfach untersucht worden ist und über die wir selbst auf Grund ausgedehnter Versuchsreihen größere Erfahrungen besitzen (48—50). Daneben haben wir in den Kreis unserer Untersuchungen das Coramin und mit einigen orientierenden Versuchen Strychnin, Pikrotoxin und Campher einbezogen.

II. Versuchsergebnisse.

1. Untersuchungen der permeabilitätsverändernden Wirkung der Narkotica.

Wir berichten zunächst über die Untersuchungen der permeabilitätsverändernden Wirkung der Narkotica mit Hilfe der Gildemeisterschen Methode der elektrischen Messung (Polarisationskapazitätsmessung). Als Untersuchungsobjekt wählten wir hierbei Froschhaut, die für Permeabilitätsstudien von der Leipziger Schule vorzüglich herangezogen wurde. Die Froschhaut besitzt nicht nur eine ausgezeichnete Überlebensfähigkeit, die sie für die Verwendung in derartigen Versuchen besonders geeignet erscheinen läßt, sondern sie ist auch in ihrem elektrischen Verhalten auf das genaueste durchuntersucht [Literatur bei Schäfer (51)]. Weiterhin eignet sie sich insbesondere für die Benutzung in Versuchsanordnungen, in denen das Untersuchungsobjekt in Form eines Diaphragmas in einem Konzentrationsgefälle ausgespannt wird.

2. Methode.

Das der Methode der elektrischen Permeabilitätsmessung (Polarisationskapazitätsmessung) zugrunde liegende Prinzip wurde von uns bereits weiter oben erläutert. Das Untersuchungsobjekt, in unserem Falle Froschhaut, wird mit sinusoidalem Wechselstrom einer konstanten, genau definierten Frequenz (n) durchströmt und Wirk- und Blindwiderstand laufend gemessen. Die hierbei im Blindwiderstand ermittelte Kapazität (C), die in Mikrofarad gemessen wird, ist eine Polarisationskapazität und verändert sich im Meßbereich von etwa 1000 pro Sekunde symbat mit den Veränderungen der Ionenpermeabilität des Untersuchungsobjektes.

Der Aufbau der für die Messungen von uns benutzten Apparatur ist aus der Schaltskizze (Abb. 3) zu entnehmen. Es handelt sich im Prinzip um eine Kohlrausche Brückenschaltung, in deren einem Zweig das in der Skizze durch das Lapicque-Gildemeistersche Äquivalenzmodell dargestellte Präparat (P) an unpolarisierbaren Elektroden liegt, im korrespondierenden Zweig befindet sich je ein variabler Meßwiderstand (W) und Kondensator (C), die für gewöhnlich in Serie geschaltet liegen. Als Nullinstrument dient ein Kathodenstrahloszillograph (KO) mit vorgeschaltetem Spannungsverstärker (V).

Im allgemeinen werden für Untersuchungen mit Tonfrequenzmeßbrücken als Nullinstrumente Telephone benutzt. Es zeigte sich nun, daß die Bestimmung des Tonminimums oft außerordentlich schwierig ist, da die Empfindlichkeitskurve unseres Ohres für die exakte Bestimmung des Minimums in Tonkurven nicht völlig ausreicht. Dies gilt besonders für extreme Frequenzlagen (sehr hohe und sehr tiefe Frequenzen) und wird

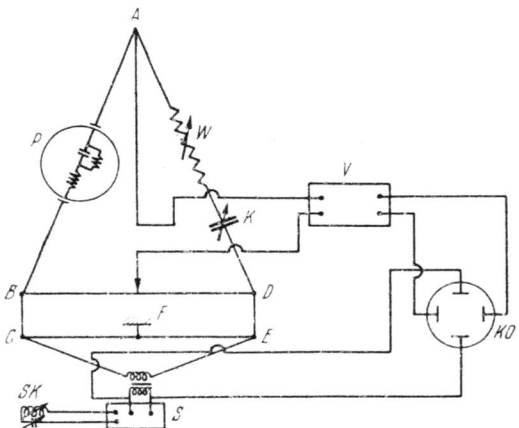

Abb. 3. Schaltschema der Tonfrequenzmeßbrücke: $ABCDE$ Kohlrauschsche Meßbrücke (symmetr.) mit Wagnerschem Hilfskreis. P Untersuchungsobjekt an unpolarisierbaren Elektroden. V Spannungsverstärker im Nullkreis. KO Kathodenstrahloszillograph als Nullinstrument. S Gegentaktsender als Stromquelle. SK Schwingkreis des Senders. W variabler Widerstand. K variabler Kondensator. F Erde.

deshalb bei der Bestimmung von Impedanzkurven, über die wir an anderer Stelle berichtet haben (52), besonders störend empfunden. Aber auch die Bestimmung im mittleren Frequenzbereich wird durch die ungenügende Empfindlichkeit des menschlichen Ohres beeinflußt und macht insbesondere das genügend schnelle Arbeiten, das bei zeitlich exakt definierten Messungen unerläßlich ist, nicht möglich. Durch Benutzung der Braunschen Röhre als Nullinstrument werden sämtliche subjektiven Fehler ausgeschlossen. Es zeigt sich weiter, daß hierdurch die Bestimmung des Minimums nicht nur außerordentlich schnell erfolgt, sondern daß die bei Benutzung akustischer Nullinstrumente auftretende starke Ermüdung des Experimentators und die dadurch bedingten subjektiven Meßfehler wegfallen.

Unsere Apparatur bestand aus folgenden Teilen:
1. Meßbrücke: Die Brücke ist als Doppelbrücke mit sogenanntem Wagnerschen Hilfskreis ausgebildet [Mitte der Hilfsbrücke geerdet (53—55)]. Im Meßzweig der

Brücke liegen ein variabler induktionsfreier Präzisionskondensator und ein variabler kapazitätsfreier Präzisionswiderstand. Die beiden Meßvariablen waren mit Kurbelschaltung ausgerüstet. Die Verwendung von sogenannten Stöpselkondensatoren bzw. -widerständen verbietet sich, wenn die Messungen sehr schnell erfolgen müssen. Kondensator und Widerstand liegen im allgemeinen in Serie geschaltet. Konnte infolge zu starken Ansteigens der Polarisationskapazität des Untersuchungsobjektes eine Kompensation in Serienschaltung nicht erreicht werden, so wurden die beiden Variablen parallel geschaltet. Im korrespondierenden Brückenzweig liegt das zu untersuchende Objekt an Elektroden, auf deren Aufbau und Herstellung noch weiter unten eingegangen wird. Die gesamte Meßbrücke blieb stets genau symmetriert.

2. Sender: Als Stromquelle wurde ein von Gildemeister und seinen Mitarbeitern entwickelter Gegentaktsender benutzt, der, wie Untersuchungen am Kathodenstrahloszillographen zeigten, sinusreine Schwingungen im Bereich von 50—10000 pro Sekunde erzeugt. Um eine direkte Reizung oder Veränderung des Präparates durch Stromwirkung, Stromwärmeeffekte oder ähnliches zu vermeiden, wurde mit niederen Spannungen gearbeitet. Die niedere Meßspannung bietet weiterhin den Vorteil, daß Verfälschungen des absoluten Meßergebnisses durch das Überschreiten der Initialkapazitäten vermieden werden. Die Energie wurde dem Sender bei loser, stets konstanter Koppelung entnommen, die an der Brücke liegende Spannung betrug 0,03 Volt, sie wurde laufend kontrolliert und konstantgehalten. Bei den hier reproduzierten Versuchen haben wir mit einer einzigen konstanten Frequenz von 1024 pro Sekunde gearbeitet. Die Eichung der Senderfrequenz erfolgte mit Hilfe eines „Siemenssummers" und geeigneten Verstärkers am Kathodenstrahloszillographen (Einstellung auf stehendes Bild bei Anlegung der Senderspannung an das horizontale, der Summerspannung an das vertikale Ablenkplattenpaar). Das Konstantbleiben der Frequenz wurde durch Nachprüfen mit der Stimmgabel akustisch kontrolliert.

3. Nullinstrument: Als Nullinstrument wurde ein Kathodenstrahloszillograph mit elektronenoptischer Strahlenkonzentration verwendet. An dem vertikalen Ablenkplattenpaar lag die Senderspannung, an dem horizontalen die durch einen Spannungsverstärker verstärkte Spannung des Nullkreises. Der Kathodenstrahloszillograph zeichnet bei dieser Anordnung im unausgeglichenen Zustand der Brücke eine elliptische oder kreisförmige Bahn, wird die Brücke abgeglichen, so resultiert im Moment des Minimums ein Strich (Spannungsschwankung zwischen dem horizontalen Ablenkplattenpaar gleich Null). Um eine optimale Empfindlichkeit zu erzielen, gibt man aus theoretischen Gründen dem an dem horizontalen Ablenkplattenpaar liegenden Wechselstrom gegenüber dem an dem anderen Plattenpaar eine Phasenverschiebung von 90°.

4. Verstärker im Nullkreis: Zur Spannungsverstärkung im Nullkreis verwendeten wir einen Körting „Breitband-Verstärker", der trotz hoher Ausgangsleistung völlig unverzerrt arbeitet.

5. Elektroden: Die Anordnung der Elektroden geht aus der Abb. 2 hervor. Das Untersuchungsobjekt (Froschhaut) war einem Glasrohr von 19 mm Durchmesser, Hautinnenseite nach innen, aufgebunden, das mit Froschringer (3 ccm) gefüllt war. Die Hautaußenseite und die Außenelektrode befanden sich in einem Bad von 40 ccm $^1/_5$ Ringerlösung. Die Pharmakalösungen wurden in unseren Versuchen regelmäßig der äußeren Badflüssigkeit zugesetzt. Durch das dem Glasrohr seitlich angebrachte Ansatzstück konnte der Innenringer mit Hilfe einer langen Kanüle erneuert werden und auf diese Weise durch das Präparat hindurch diffundierte Pharmakalösung entfernt werden. Die gesamte Elektrodenapparatur befand sich in einem durch Glaswolle temperaturisolierten Kasten. Die Versuchstemperatur wurde stets kontrolliert und konstantgehalten, sie betrug 18°.

Als Elektroden dienten platinierte Silberbleche, deren dem Präparat zugewendete Seiten nach der Vorschrift von Ostwald-Luther (56) vorbereitet waren. Hierbei haben wir stets besonderen Wert auf möglichst ausgiebige Reduzierung gelegt, da durch diese Maßnahme die Elektroden nach den Erfahrungen Schoelers (57) bedeutend länger gebrauchsfähig bleiben. Rückseite und Stromzuführung der Elektroden waren sorgfältig isoliert. Es wurde darauf geachtet, daß sich der Blindwiderstand der Elektroden während der Versuche nicht veränderte.

Wir haben bei dem Aufbau der gesamten Apparatur auf genaue Symmetrie der Anordnung geachtet. Das Gleichgewicht der Brücke mußte auch nach Umpolung der Arme gewahrt bleiben. Um eine direkte Beeinflussung zu vermeiden, war der Sender 8 m von der Meßbrücke aufgestellt. Der Verstärker befand sich in einem Faraday-Käfig. Sämtliche Leitungen waren sorgfältig abgeschirmt.

Als Untersuchungsobjekt diente die Bauchhaut kräftiger Eskulenten. Die Hautpräparate wurden sofort nach der Tötung der Tiere in die Apparatur eingebracht. Vorversuche hatten gezeigt, daß sich die elektrischen Werte eines Hautpräparates während der ersten 2 Stunden nach der Tötung des Tieres noch verändern. Die Verhältnisse sind in zeitlich später durchgeführten Untersuchungen von Gerstner eingehend beschrieben worden (58), weshalb wir auf die Wiedergabe der eigenen Befunde verzichten können. Der Versuch begann 2 Stunden nach der Präparation. Wir haben meist 3—4 Präparate nebeneinander in den Versuch genommen, wobei 1 Präparat stets als Kontrolle verwendet wurde (Kontrollversuch: Kurve ,,K").

Im Bereich von 15—25° haben wir in Vorversuchen einen Temperaturkoeffizienten für die Polarisationskapazität von $Q_{10} = 1,08 \pm 0,006$ ermittelt. Dieser Wert steht in guter Übereinstimmung mit Befunden von Tsuji (59) und mit später von Gerstner (58) durchgeführten Bestimmungen.

Voraussetzung für die Untersuchungen, in denen es uns darauf ankam, alle durch pharmakologische Beeinflussung hervorgerufenen Veränderungen der Permeabilität zu erfassen, war die exakte Einhaltung der Bedingungen, daß während einer Meßreihe keine Veränderung der Versuchsanordnung eintrat. Es wurde aus diesem Grunde besonders darauf geachtet, daß während des Versuchs Brückenspannung, Elektrodenabstand usw. konstant blieben.

Bei einem sehr starken Ansteigen der Permeabilität, wie es beispielsweise nach irreversibler Schädigung des Präparates aufzutreten pflegt, ist es meist nicht möglich, die Kapazitätswerte zu ermitteln, wenn der Meßkondensator in Serie mit dem Meßwiderstand liegt. Die beiden Meßvariablen müssen dann parallel zueinander geschaltet und die ,,Serienwerte" durch Umrechnung ermittelt werden. Ist die gesuchte Polarisationskapazität C und der entsprechende Wirkwiderstand W, die beiden gemessenen Parallelwerte C_1 und W_1, so gelten folgende Beziehungen:

$$W - \frac{j}{\omega C} = \frac{\frac{W_1}{j \omega C_1}}{W_1 + \frac{1}{j \omega C_1}}.$$

Hierin sind ω die Kreisfrequenz ($\omega = 2\pi n$), $j = \sqrt{-1}$. (Um Verwechslungen des mathematisch für $\sqrt{-1}$ gebräuchlichen i mit der physikalisch gebräuchlichen Stromintensität i zu vermeiden, verwenden wir für $\sqrt{-1}$ den Ausdruck j.)

Nach Rationalmachen der komplexen Funktion ergibt sich:

$$W = \frac{W_1}{1 + \omega^2 C_1^2 W_1^2} \quad \ldots \ldots \ldots \ldots \text{(I)}$$

$$\frac{1}{\omega C} = \frac{\omega C_1 W_1^2}{1 + \omega^2 C_1^2 W_1^2} \quad \ldots \ldots \ldots \ldots \text{(II)}$$

$$\frac{1}{\omega C W} = \omega C_1 W_1 \quad \ldots \ldots \ldots \ldots \text{(I, II)}$$

Setzen wir $\omega C_1 W_1 = a$, so folgt aus (II):

$$C = \frac{1 + a^2}{a \omega W_1},$$

$$C = \frac{1}{a \omega W_1} + \frac{a}{\omega W_1},$$

$$C = C_1 \left(1 + \frac{1}{a^2}\right) \quad \ldots \ldots \ldots \ldots \text{(III)}$$

Formel (III) wurde für die Umrechnung der Parallel- in Serienkapazität benutzt.

Im folgenden bringen wir die Ergebnisse unserer Versuchsreihen in Kurvenform zur Darstellung. Hierbei haben wir die Versuchszeit der Abszissenachse, die gemessene Polarisationskapazität (Permeabilität) in Mikrofarad der Ordinatenachse zugeordnet. Die Zufuhr von Pharmakalösungen zu der äußeren Badflüssigkeit wird stets durch ↓, das Überführen des Präparates in reine $1/5$ Ringerlösung durch ↑ angezeigt. Alle Pharmakalösungen wurden in $1/5$ Ringer hergestellt.

3. Versuche mit Äthylurethan.

Die Ergebnisse von Versuchsreihen mit Äthylurethan sind in der Abb. 4 zur Darstellung gebracht worden. Nach der Einwirkung einer 2,1%igen Lösung kommt es zu einer geringen reversiblen Verminderung der Ionenpermeabilität. Bei Steigerung der Narkoticumkonzentration wird diese Wirkung stärker und erreicht nach 3,7% ihr Maximum. Eine weitere Konzentrationserhöhung bewirkt jetzt eine numerisch geringere reversible Durchlässigkeitsverminderung. Gleichzeitig sehen wir, daß nach dem Zurückbringen des Präparates in narkoticumfreie Badflüssigkeit sich die gesetzten Permeabilitätsveränderungen als nicht voll reversibel erweisen. Die Kapazitätswerte zeigen jetzt eine Tendenz zum Ansteigen. Nach der Einwirkung höchster Konzentrationen (8,4%) steigen die Polarisationskapazitätswerte sofort nach dem Einbringen in die Narkoticumlösung schnell an und erreichen nach wenigen Minuten extrem hohe Werte (Hochschnellen der Kurve). Diese Permeabilitätssteigerung ist völlig irreversibel.

Während also mittlere Urethankonzentrationen zu einer reversiblen Verminderung der Ionenpermeabilität der Zellgrenzflächen führen, steigern hohe Narkoticumgaben die Durchlässigkeit irreversibel. Wir bringen weiter unten den Nachweis, daß die Konzentrationen, die in unseren Versuchen zur reversiblen Verminderung der Grenzflächendurchlässigkeit führten, selbst narkotische (reversibel depressive) Wirkungen entfalten. Die irreversible Permeabilitätssteigerung durch hohe Konzentrationen stellt zweifellos den Ausdruck einer nicht reversiblen Schädigung des Präparates dar. Es ist nun interessant zu sehen, daß diese irreversible Schädigung bereits nach der Einwirkung relativ geringer Narkoticumkonzentrationen beginnt. Die Tatsache, daß die reversible Verminderung der Permeabilitätswerte bei der Steigerung der Konzentrationen von einem gewissen Bereich ab (3,7%) geringer wird, während gleichzeitig nach dem Zurückbringen des Präparates in narkoticumfreie Lösung die Ausgangswerte nicht mehr erreicht werden, spricht dafür, daß in diesen Fällen dem Vorgang der reversiblen Durchlässigkeitsverminderung ein solcher der irreversiblen Steigerung parallel verläuft. Es setzt demnach eine schädigende Wirkung bereits in narkotischem Konzentrationsbereich ein.

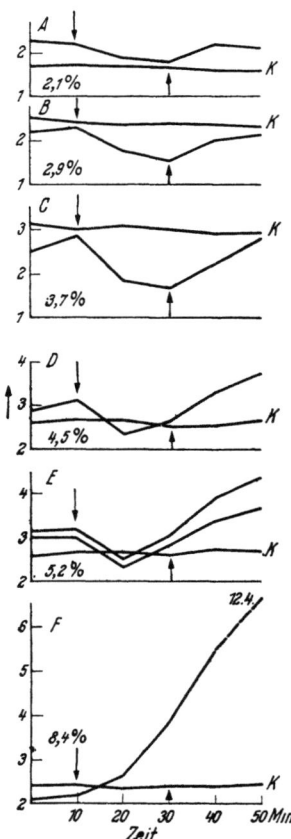

Abb. 4. Veränderung der Ionenpermeabilität von Froschhaut nach Einwirkung verschiedener Konzentrationen von Äthylurethan.

In diesem Zusammenhang erscheint es von Interesse, daß Winterstein (17) bei seinen Versuchen an Muskelmembranen ein ähnliches Verhalten beobachtete. Er sah hierbei, daß die reversible Permeabilitätsverminderung bei Erhöhung der Narkoticumkonzentration keine weitere Senkung, sondern eine geringere bzw. in einigen Fällen gar keine Herabsetzung der Grenzflächendurchlässigkeit zeigt, während das Präparat nach dem Zurückbringen in narkoticumfreies Bad eine irreversibel gesteigerte Durchlässigkeit aufwies. Erst höchste Narkoticumkonzentrationen führten zu sofortiger irreversibler Permeabilitätssteigerung. Winterstein hat seinerzeit bereits darauf hingewiesen, daß die reversible Permeabilitätsverminderung einerseits, die irreversible Steigerung andererseits wahrscheinlich zwei gänzlich verschiedene Wirkungen darstellen und in keinem unmittelbaren Zusammenhang miteinander zu stehen scheinen.

4. Versuche mit Amylenhydrat.

Für die folgenden Versuche verwendeten wir Amylenhydrat vom spez. Gew. 0,817. Die Ergebnisse der Untersuchung sind in Abb. 5 zur

Darstellung gebracht worden. Es fällt auf, daß wir hier in einem sehr niederen Konzentrationsbereich (0,7—1,2%) eine numerisch geringe, reversible Steigerung der Durchlässigkeit beobachten konnten. Bei weiterer Erhöhung der Narkoticumkonzentration sahen wir wieder die reversible Verminderung der Durchlässigkeit der Zellgrenzflächen auftreten, die auch hier, wie wir später zeigen werden, wieder im Bereiche narkotischer Konzentrationen liegt. In gleicher Weise wie bei unseren Versuchen mit Äthylurethan läßt sich auch zeigen, daß die weitere Steigerung der Konzentration zu einer numerisch geringeren, reversiblen Permeabilitätsverminderung führt, während nach dem Zurückbringen des Präparates in narkoticumfreies Bad die ursprüngliche Durchlässigkeit der Membran nicht wieder erreicht wird (es bleibt eine gesteigerte Durchlässigkeit zurück). Konzentrationen über 7% führten zu dem starken irreversiblen Ansteigen der Permeabilität, wie wir es bereits nach sehr hohen Urethangaben beobachten konnten.

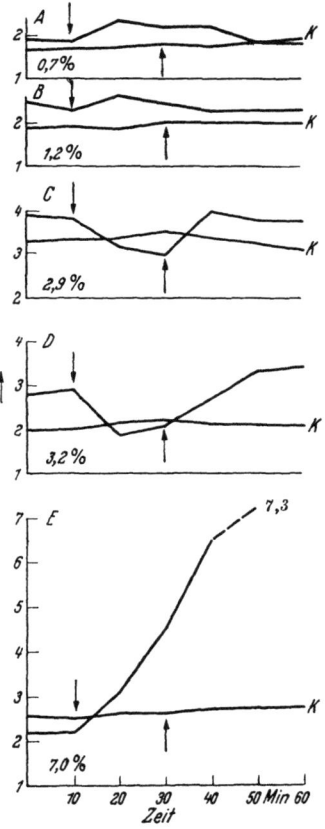

Abb. 5. Veränderung der Ionenpermeabilität von Froschhaut nach der Einwirkung verschiedener Konzentrationen von Amylenhydrat.

Die Permeabilitätsveränderungen verlaufen hier also unter der Wirkung narkotischer und übernarkotischer Konzentrationen in gleicher Weise, wie in unseren Versuchen mit Äthylurethan. Dagegen ist das Auftreten einer dritten Phase, einer reversibel permeabilitätssteigernden Wirkung im Bereich niederer Konzentrationen überraschend. Diese Veränderung verläuft der reversiblen durchlässigkeitsvermindernden Wirkung narkotischer Konzentrationen antibat. Sie war in unseren Versuchen mit Amylenhydrat nicht regelmäßig darstellbar und ließ sich, wie wir gesehen haben, interessanterweise bei Äthylurethan überhaupt nicht reproduzieren. Wir können vorausschicken, daß wir diese dritte ,,Phase" der Narkoticumwirkung noch bei einigen anderen Narkotica wiederfanden und kommen später auf die Erörterung dieses wichtigen Befundes wieder zurück.

5. Versuche mit Paraldehyd.

Die Ergebnisse von Versuchsreihen mit Paraldehyd sind in der Abb. 6 zur Darstellung gebracht worden. Aus der graphischen Darstellung der beobachteten Permeabilitätsveränderungen ist alles Wesentliche zu entnehmen. Wir sehen, daß die Veränderungen unter der Einwirkung verschiedener Konzentrationen dieses Narkoticums prinzipiell in der gleichen Weise verlaufen, wie wir es in unseren Versuchen mit Amylenhydrat fanden. Auch Paraldehyd führt in niederem Konzentrationsbereich zu einer reversiblen Durchlässigkeitssteigerung. Mittlere Konzentrationen bewirken eine

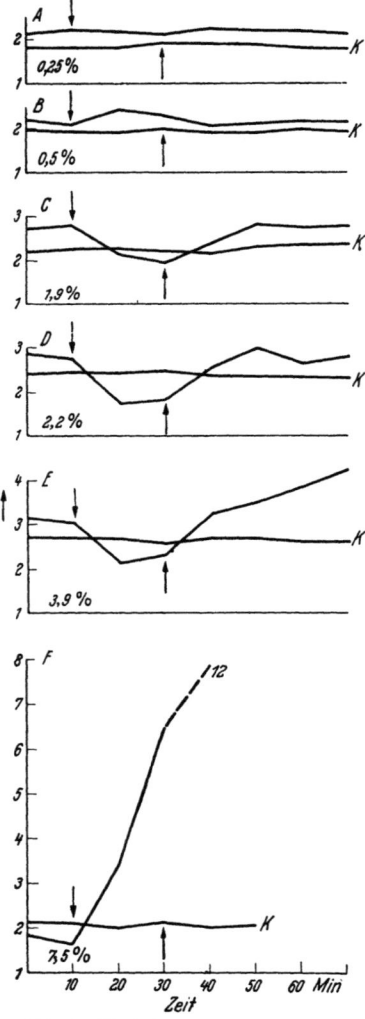

Abb. 6. Veränderung der Ionenpermeabilität von Froschhaut nach der Einwirkung verschiedener Konzentrationen von Paraldehyd.

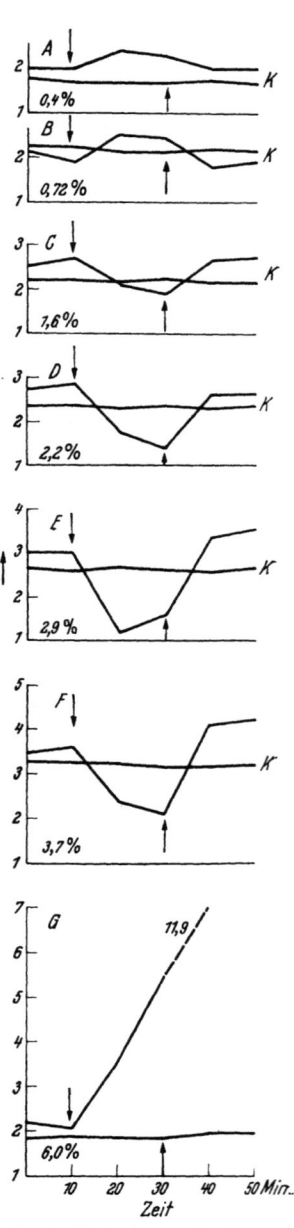

Abb. 7. Veränderung der Ionenpermeabilität von Froschhaut nach der Einwirkung verschiedener Konzentrationen von Chloralhydrat.

reversible Verminderung, die auffällig früh von einer irreversibel durchlässigkeitssteigernden Wirkung überlagert wird. Höchste Konzentrationen führen zu der bereits mehrfach beschriebenen irreversiblen Permeabilitätssteigerung, die durch ein Hochschnellen der Kurve charakterisiert wird.

6. Versuche mit Chloralhydrat.

In der Abb. 7 werden die Ergebnisse unserer Versuche mit Chloralhydrat kurvenmäßig zur Darstellung gebracht. Auch dieses Narkoticum führt zu Veränderungen der Durchlässigkeit der Zellgrenzflächen, bei denen sich deutlich drei „Phasen" nachweisen lassen. (Reversible Permeabilitätssteigerung im niederen, reversible Permeabilitätsverminderung im mittleren, irreversible Permeabilitätssteigerung in hohem Konzentrationsbereich.)

7. Versuche mit Barbitursäurederivaten.

In weiteren Versuchen wurde die Wirkung von zwei Barbitursäurederivaten studiert. Wir verwendeten hierzu Diäthylbarbitursäure (Veronal).

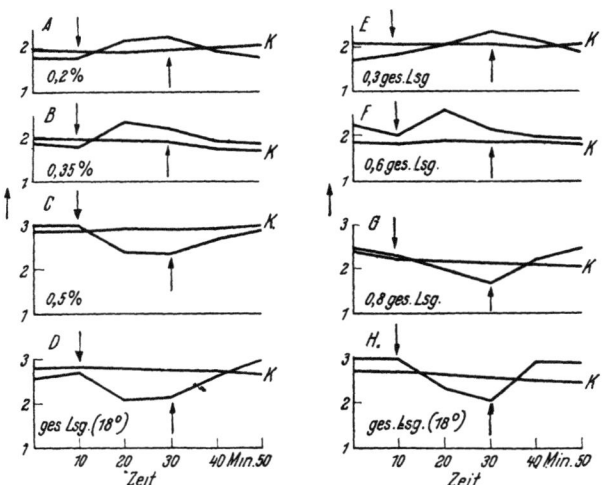

Abb. 8. Veränderungen der Ionenpermeabilität von Froschhaut nach der Einwirkung verschiedener Konzentrationen von Veronal (A—D) und Luminal (E—H).

und Phenyläthylbarbitursäure (Luminal). Die Versuchsergebnisse sind in der Abb. 8 zur Darstellung gebracht worden. In diesen Versuchen ließ sich eine reversible permeabilitätssteigernde Wirkung niederer Konzentrationen und eine reversible Verminderung in mittlerem Bereich nachweisen. Eine irreversibel durchlässigkeitssteigernde Wirkung hoher Konzentrationen konnten wir selbst mit gesättigten Lösungen der beiden Barbitursäuren nicht erzielen, was zunächst wohl als Folge der schlechten Wasserlöslichkeit dieser beiden Narkotica zu werten sein dürfte.

8. Besprechung der Ergebnisse der Versuchsreihen mit Narkotica.

Überblicken wir die Ergebnisse unserer Narkoticaversuche, so ergibt sich, daß wir unter der Einwirkung dieser Pharmaka ziemlich einheitlich drei verschiedene „Phasen" der Beeinflussung der Grenzflächendurchlässigkeit beobachten konnten. Nach höchsten Konzentrationen kommt es zu einer irreversiblen Steigerung, nach mittleren zu reversibler Verminderung und nach niederen zu einer, allerdings nicht regelmäßig reproduzierbaren, reversiblen Steigerung der Ionenpermeabilität. Während der Nachweis der ersten beiden Phasen nicht neu ist, sondern, wie wir oben bereits erwähnten, von verschiedenen Untersuchern mit verschiedensten Methoden nachgewiesen wurde, ist der einer durchlässigkeitssteigernden Phase unter der Einwirkung kleinster Narkoticummengen bisher nur für Alkohol beschrieben worden. (Wir kommen auf die Besprechung dieser Arbeiten noch weiter unten zurück.)

9.

Für die Diskussion unserer Ergebnisse wollen wir zunächst die unter der Einwirkung mittlerer Narkoticumkonzentrationen nachgewiesene reversible Durchlässigkeitsverminderung betrachten. Es läßt sich ohne weiteres zeigen, daß diese Konzentrationen im Bereiche narkotischer Wirkungen liegen. Bestimmen wir am isolierten Froschherzen für die verschiedenen von uns benutzten Narkotica die Konzentration, die im Vergleich zu einer 7 vol.-%igen Lösung von Äthylalkohol zu reversibler Narkose führt, so ergibt sich, daß die Narkoticamengen, die an der Froschhaut zu reversibler Verminderung der Ionenpermeabilität führen, im Bereich der Konzentrationen liegen, die am Herzen reversible narkotische Wirkungen entfalten. Wir haben die Ergebnisse dieser Versuche in Tabelle 1 zusammengestellt und bringen im letzten Stab dieser Tabelle Werte aus Versuchen, die früher von Fühner durchgeführt worden sind (60).

Tabelle 1. Vergleichende Zusammenstellung der Narkoticumkonzentrationen, die die Ionenpermeabilität der Froschhaut reversibel vermindern und die am isolierten Froschherzen narkotisch wirken*.

Narkoticum	Rev. permeabilitätsvermindernde		Narkot. Konz. (Froschherz)	
	G·enzkonz.	maximale Wirkung	eigene Versuche	Versuche n. Fühner
Urethan	2,7	4,2	2,3	2,0
Amylenhydrat	1,4	3,2	2,2	2,0
Paraldehyd	0,75	1,9	1,9	2,0
Chloralhydrat	1,1	2,3	0,75	0,5
Veronal	0,5	0,72	0,47	0,5
Luminal	0,3	0,4	0,35	—

* Konzentrationsangaben für Amylenhydrat und Paraldehyd in Vol.%, für die übrigen Narkotica in Gew.%.

Nach den Ergebnissen unserer bisherigen Versuche liegen die Konzentrationen, die eben zu einer reversiblen Verminderung der Grenzflächendurchlässigkeit führen, bei folgenden Werten: Äthylurethan 2,7%, Amylenhydrat 1,4%, Chloralhydrat 1,1%, Paraldehyd 0,75%, Veronal 0,5% und Luminal 0,3%. Diese Reihenfolge entspricht aber (mit Ausnahme der beiden Barbitursäurederivate) der Reihenfolge der narkotischen Wirksamkeit, wie sie früher von Overton (61) in Schwimmversuchen an der Kaulquappe festgelegt wurde. Es besteht also eine weitgehende Parallelität zwischen der narkotischen Wirksamkeit und dem Auftreten einer reversiblen Permeabilitätsverminderung.

Besonders bemerkenswert erscheint hierbei die Tatsache, daß O. Gros (62) für die lokalanästhetische Wirksamkeit dieser Narkotica die gleiche Reihenfolge (unter Ausnahme des Chloralhydrats, bei dem es zur Ausbildung irreversibler Schädigungen kam) feststellen konnte. Wir haben in Versuchen, über die wir an anderer Stelle berichten werden, gefunden, daß auch die Wirkung der Lokalanaesthetica unter einer reversiblen Verminderung der Grenzflächendurchlässigkeit im Bereiche lokalanästhetisch wirkender Konzentrationen verläuft. Hier bestehen also weitgehende Parallelen zwischen der Wirkung der Narkotica und der Lokalanaesthetica.

Die in diesen Versuchen festgelegten reversibel depressiv wirkenden Konzentrationen stehen weiterhin in guter Übereinstimmung mit anderen Versuchsergebnissen. So wissen wir beispielsweise, daß die Hefegärung durch eine 3,2%ige Lösung von Urethan gehemmt wird (63). Dieselbe Wirkung entfaltet eine 1,8%ige Chloralhydratlösung (64). [Wir verweisen in diesem Zusammenhang auf die umfangreiche Literatur bei Kochmann (65, 66), Winterstein (22) und Meyer und Gottlieb (44).] Betrachten wir im Vergleich hierzu die Narkoticakonzentrationen, die am Ganztier zur Ausbildung einer reversibel narkotischen Wirkung führen, so finden wir, daß diese allerdings bedeutend tiefer liegen. So beträgt beispielsweise die narkotische Konzentration des Urethans für den Frosch etwa 0,5%. Früh (67) hat in Schwimmversuchen die meist gebräuchlichen Narkotica eingehend untersucht. Wir glauben annehmen zu dürfen, daß die Narkoticamengen, die am ZNS zur Ausbildung reversibel depressiver Wirkungen führen, wahrscheinlich bedeutend geringer sind als die, welche die gleiche Wirkung an der Zelle der Epidermis oder des Muskels hervorrufen. Dieses unterschiedliche Verhalten dürfte eventuell durch den höheren Lipoidgehalt der Nervenzelle eine Erklärung finden.

Für die Annahme, daß mittlere Narkoticakonzentrationen zur reversiblen Verminderung der Grenzflächenpermeabilität führen, sprechen jedoch weiterhin noch eine ganze Reihe von Befunden, von denen wir nur wenige herausgreifen wollen. So beobachtete Colucci (68), daß mittlere Gaben von Luminal und Veronal die Durchlässigkeit der Blut-Liquor-Schranke für Fuchsin vermindert, während toxische Dosen sie erhöht. Heim (69) konnte am Froschherzen die reversibel durchlässigkeitsvermindernde Wirkung mittlerer Narkoticagaben nachweisen. Die Ergebnisse von Versuchen über die Hemmung der aseptischen Senfölentzündung durch Narkotica, über die wir vor einigen Jahren berichteten (70), deuten in gleicher Weise wie die von uns kürzlich beschriebene Hemmung des anaphylaktischen Schocks durch die gleichen Pharmaka (71) auf das Bestehen einer reversiblen Verminderung der Grenzflächendurchlässigkeit in der Narkose hin. Weiter verdienen hier noch die Untersuchungen der Schule Scheminzkys Erwähnung, in denen nachgewiesen wurde, daß die Galvanonarkose durch Narkotica synergistisch beeinflußt wird (72, 73). Auch dieses Verhalten spricht für das Bestehen einer reversiblen Permeabilitätsverminderung unter Narkoticawirkung. Endlich stellt auch der Nachweis der Verminderung des psychogalvanischen Reflexphänomens, unter dem es nach den Untersuchungen Gildemeisters zu einer reversiblen Steigerung der Durchlässigkeit der Zellgrenzflächen kommt, durch geeignete Narkoticumgaben einen weiteren Nachweis für das Auftreten einer Permeabilitätsverminderung unter der Wirkung von Narkotica, die in diesem Falle der im psychogalvanischen Reflex auftretenden Permeabilitätssteigerung antibat verläuft (74). Haas (75) wies kürzlich nach, daß die durch Senfölapplikation hervorgerufene Freisetzung von Histamin in der Haut durch verschiedene Narkotica (Paraldehyd, Amylenhydrat) gehemmt wird. Dieses Versuchsergebnis wurde von ihm ebenfalls durch das Auftreten einer reversiblen Verminderung der Grenzflächendurchlässigkeit gedeutet.

Unsere mit elektrischer Methodik durchgeführten Untersuchungen haben somit den Nachweis erbracht, daß „mittlere" Narkoticakonzentrationen zu reversibler Verminderung der Permeabilität führen. Welcher Mechanismus diesem Vorgang zugrunde liegt, soll hier zunächst nicht erörtert werden. Es sei in diesem Zusammenhang nur darauf hingewiesen, daß Seelich (76) in Modellversuchen den Nachweis führen konnte, daß die durch Narkotica hervorgerufene Durchlässigkeitsverminderung eine Folge einer reversiblen Herabsetzung des Quellungs- und Hydratationsgrades im Sinne einer Dehydratation ist. Wir kommen auf die Erörterung dieser Befunde noch weiter unten zurück.

10.

Es scheint bei der Erörterung der Wirkung „mittlerer" Narkoticumkonzentrationen jedoch von gewissem Interesse, daß wir nachweisen konnten, daß die Geschwindigkeit, mit der das Maximum der Durchlässigkeitsverminderung erreicht wird, weitgehend von der verwendeten Narkoticumkonzentration abhängig ist. Wir haben den zeitlichen Verlauf der Ausbildung der reversiblen Permeabilitätsverminderungen in Versuchen mit Äthylurethan und Paraldehyd studiert. Die Ergebnisse sind in Abb. 9 zur Darstellung gebracht worden.

Bei diesen Versuchen gingen wir von der Narkoticumdosis aus, die zu einer maximalen Erniedrigung der Grenzflächendurchlässigkeit führt. Diese Dosis wurde als 100% wirksame Gabe festgelegt (Ordinatenachse). Im niederen Konzentrationsbereich vergeht bis zur Ausbildung der jeweils maximal erreichbaren Membrandichtung eine längere Zeit als bei höheren Konzentrationen. Von einer bestimmten Grenzkonzentration an bleibt die Zeit bis zur Ausbildung der Maximalwirkung praktisch konstant. Diese liegt für die beiden geprüften Narkotica bei etwa 70% der maximal wirksamen Dosis.

Die Ergebnisse erinnern an die Verhältnisse, die Flamm (77) bei der Untersuchung der Wirkung der Narkotica auf den Nerven fand. Er beobachtete hierbei eine weitgehende Abhängigkeit der Lähmungszeit von der angewendeten Narkoticumkonzentration. Wir dürfen auf Grund unserer Versuchsergebnisse annehmen, daß die von Flamm ermittelten Lähmungszeiten von der Geschwindigkeit abhängig sind, mit der die verschiedenen Narkoticakonzentrationen eine maximale, zur Erzeugung reversibel-depressiver Wirkung notwendige Verminderung der Grenzflächenpermeabilität der Nervenzelle hervorrufen.

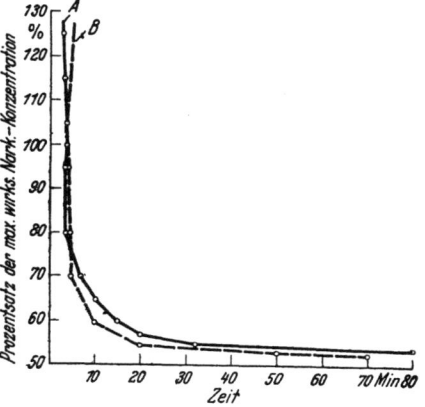

Abb. 9. Abhängigkeit der Geschwindigkeit, mit der das Maximum der reversiblen Permeabilitätsverminderung erreicht wird, von der Konzentration des Narkoticums. Kurve A: Äthylurethan; Kurve B: Paraldehyd. (Beschreibung s. Text.)

11.

Nach der Einwirkung hoher Narkoticumkonzentrationen sahen wir bei allen geprüften Narkotica außer den beiden Barbitursäurederivaten ein starkes, nicht reversibles Ansteigen der Grenzflächendurchlässigkeit auftreten. Wie wir schon weiter oben erwähnten, ist dieses Verhalten bereits früher von verschiedenen Untersuchern beschrieben worden. Zweifellos handelt es sich hier um das Auftreten einer zellschädigenden Wirkung, die zu irreversibler Veränderung der Zellgrenzflächen führt.

Zur Erklärung für das Zustandekommen dieser Wirkung könnte man zunächst an einen Zusammenhang mit der Extrahierbarkeit der Lipoide durch diese Pharmaka denken. Bekanntlich kommt es nach langen Narkosen und als Nachwirkung der Narkose zu einem Ansteigen des Lecithin- und Fettgehaltes des Blutes (78—81). Es liegt nun nahe daran zu denken, daß es unter der Einwirkung höherer Narkoticumkonzentrationen zu einem Herauslösen der lipoiden Anteile der Plasmahaut und hierdurch zu einer am überlebenden Präparat irreversiblen Steigerung der Durchlässigkeit kommen könnte. Die vergleichende Untersuchung ergab jedoch bisher noch keinen sicheren Beleg dafür, daß die irreversible permeabilitätssteigernde Wirkung der Lipoidlöslichkeit der einzelnen Narkotica parallel geht. Wir haben die Verhältnisse früher mit Hilfe der Impedanzkurvenmessung am gleichen Objekt studiert und darüber an anderer Stelle berichtet (52).

Wir nehmen heute an, daß es sich bei der irreversibel permeabilitätssteigernden Wirkung hoher Narkoticumkonzentrationen um den Vorgang einer irreversiblen Fällung der Zellkolloide handelt, der histologisch sogar in Form von Vakuolenbildung, Trübung und Granulierung des Protoplasmas nachweisbar wird.

Da es möglich erschien, daß diese irreversible Zustandsänderung eine ähnliche ist, wie sie nach der Einwirkung anderer „schädigender" Pharmaka zu beobachten ist, haben wir zunächst in einigen orientierenden Versuchen die Frage untersucht, in welcher Weise die Permeabilität der Froschhaut (bei elektrischer Messung) durch ein stark lokalreizendes Mittel verändert wird. Wir haben hierzu Versuche mit Senföl angestellt, das wir in verschiedenen Konzentrationen einwirken ließen. Die Anordnung der Versuche war hierbei folgende: Das Senföl (Ol. sinapis art.) wurde auf das Präparat aufgetropft und gelangte 5 Minuten zur direkten Einwirkung. Dann wurde das Präparat wieder in die Badflüssigkeit eingefahren und die Messung weiter fortgesetzt. Die Verdünnungen des Senföles wurden in Ol. olivar. angesetzt. Die Ergebnisse dieser Versuchsreihen sind in Abb. 10 zusammengestellt. Nach allen geprüften Konzentrationen kam es zu einem irreversiblen Hochschnellen der Polarisationskapazitätswerte. Die Ionenpermeabilität der Froschhaut wird also von diesem Pharmakon nach relativ kurzer Einwirkungszeit irreversibel gesteigert.

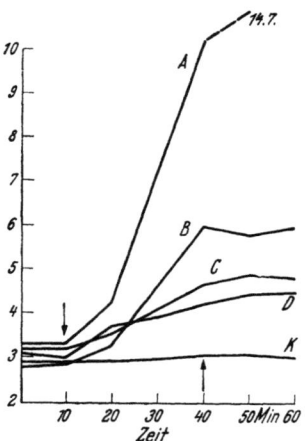

Abb. 10. Veränderungen der Ionenpermeabilität von Froschhaut nach der Einwirkung von Senföl. Senfölkonzentrationen: A: unverdünnt; B: 50%; C: 30%; D: 15%; Einwirkungszeit 5 Min.

Wir haben uns vorläufig mit der Feststellung der Tatsache begnügt, daß ein Hautreizmittel vom Typus des Senföls zu irreversibler Durchlässigkeitssteigerung führt. Zweifellos ist für die Erkenntnis des Wirkungsmechanismus der Hautreizmittel die Untersuchung der Wirkung niederer Konzentrationsbereiche und insbesondere die Feststellung der Reversibilität der hierbei gesetzten Permeabilitätsveränderungen von größerem Interesse.

Es erscheint nun von besonderer Bedeutung, daß sich regelmäßig in unseren Versuchen zeigen ließ, daß die irreversibel durchlässigkeitssteigernde Wirkung bereits bei relativ geringen Narkoticumkonzentrationen beginnt. Noch im Bereich narkotischer, d. h. zu reversibler Permeabilitätsverminderung führender Gaben beobachteten wir eine geringe Steigerung der Membrandurchlässigkeit, die sich durch ein irreversibles Ansteigen der Kapazitätswerte (Permeabilität) nach dem Ausbringen aus der Narkoticumlösung bzw. in einer Verminderung der maximalen Permeabilitätssenkung bei steigenden Konzentrationen anzeigte. Wie schon oben erwähnt, steht diese Beobachtung in Einklang mit ähnlichen Versuchsergebnissen, die Winterstein bei seinen Versuchen an Muskelmembranen erhielt. Wenn wir auch annehmen dürfen, daß die ,,schädigende" Wirkung mittlerer Narkoticumkonzentrationen, die von uns am überlebenden Präparat nachgewiesen wurde, in vivo durch die Restitutionsprozesse des Organismus wieder ausgeglichen wird, so erscheint es doch naheliegend, diese charakteristische Wirkung mit einer Reizwirkung im Sinne der lokalreizenden Wirkung der Narkotica in Verbindung zu bringen.

Tatsächlich wissen wir ja auch aus der Erfahrung der Praxis wie aus dem Tierversuch, daß alle Narkotica, bei denen wir die oben beschriebene Wirkung nachweisen konnten, eine lokale Reizwirkung entfalten. Bei den Barbitursäurederivaten fehlt eine derartige Wirkungskomponente, was wieder mit der Tatsache in gutem Einklang steht, daß wir bei der elektrischen Messung eine irreversibel permeabilitätssteigernde Phase nach diesen Pharmaka nicht nachweisen konnten.

12.

Wir haben uns weiter in Versuchen am Frosch bemüht, diese lokale Reizwirkung der Narkotica experimentell zu erfassen. Dazu benutzten wir den Türkschen Reflexfrosch in der Anordnung nach Zorn (82), an dem wir die Narkoticakonzentrationen bestimmten, die zur Auslösung des gleichen Herausziehreflexes führten, wie eine n/200 HCl-Lösung.

Methodik.

Für die Versuche verwendeten wir Temporarien frischen Fanges. Die Tiere wurden decerebriert, die Operationswunde hierauf mit einem in Ringer getauchten Wattebausch bedeckt und die unteren Extremitäten vor Versuchsbeginn 30 Minuten in Wasser eingehängt. Im Reflexversuch wurde jeweils eine untere Extremität in die Versuchslösung eingetaucht und die Zeit bestimmt, die bis zum Eintritt des Herausziehreflexes vergeht. Als Vergleichslösung verwendeten wir eine n/200 HCl-Lösung, in der die Reaktion nach etwa 5—9 Sekunden ausgelöst wird.

Die Ergebnisse dieser Versuchsreihen sind in der Tabelle 2 zusammengestellt worden.

Wir ersehen aus der Tabelle, daß die Narkoticumkonzentrationen, die zur Auslösung des Herausziehreflexes führen, größenordnungsmäßig im Bereich der Gaben liegen, bei denen die irreversibel permeabilitätssteigernde Wirkung der Narkotica beginnt. Sie liegen deutlich unter denen, die zu einem sofortigen irreversiblen Ansteigen der Permeabilität (Hochschnellen der Kurve) führen. Es ergibt sich daraus, daß Narkoticakonzentrationen,

Tabelle 2. Vergleichende Zusammenstellung der Narkoticumkonzentrationen, die zu irreversibler Steigerung der Ionenpermeabilität der Froschhaut führen und die zur Auslösung des Herausziehreflexes am Türkschen Reflexfrosch führen *.

Narkoticum	Irreversible Permeabilitätssteigerung		Herausziehreflex
	Grenzkonzentr.	Hochschnellen	
Chloralhydrat	2,2	5,0	3,5
Paraldehyd	2,7	6,5	4,4
Amylenhydrat	3,1	7,5	6,5
Urethan	6,5	8,0	7,5
Veronal	—	—	—
Luminal	—	—	—

die zu irreversibler Durchlässigkeitssteigerung führen, einen stärkeren sensiblen Reiz auf die Froschhaut ausüben. Sie wirken demnach in diesem Konzentrationsbereich lokalreizend.

Ordnen wir die in Tabelle 2 zusammengestellten Narkotica hinsichtlich ihrer Wirkungsstärke auf den Herausziehreflex, so ergibt sich die Reihenfolge: Chloralhydrat — Paraldehyd — Amylenhydrat — Äthylurethan — Barbitursäuren. Diese Reihenfolge entspricht auch der lokalreizenden Wirkungsstärke dieser Pharmaka, wie wir sie aus der Praxis kennen.

13.

In weiteren Experimenten haben wir im Selbstversuch geprüft, wie weit sich die lokalreizende Wirkung der von uns untersuchten Narkotica im Quaddelversuch nachweisen läßt. Wir benutzten dazu eine Versuchsanordnung, wie sie von B. Gros (83) ausgearbeitet wurde und bestimmten die Narkoticumkonzentrationen (Lösung in 0,6% NaCl), die bei intracutaner Injektion am Unterarm zu deutlicher Schmerzempfindung führt. Als Vergleich (Reaktion 0) dienten hierbei die Empfindungen, die durch die Injektion einer 0,6%igen NaCl-Lösung entstand. Die Ergebnisse dieser Versuche sind in Tabelle 3 zusammengestellt worden. Wir bringen

Tabelle 3. Lokalreizende Wirkungen verschiedener Narkotica bei intracutaner Injektion an der menschlichen Haut (Selbstversuche)*.

Narkoticum	Schmerzreizschwelle (eigene Vers.) %	Ergebnisse von O. Gros %
Chloralhydrat	1,9	2,5
Paraldehyd	2,4	1,4
Amylenhydrat	3,0	> 2,5 < 5,0
Urethan	6,0	5,0
Veronal	—	—
Luminal	—	—

* Konzentrationsangaben wie auf Tabelle 1.

im letzten Stab dieser Tabelle Werte, die von O. Gros (84) früher in ähnlicher Versuchsanordnung gewonnen wurden.

Die ermittelten Konzentrationen, die eben zu einer deutlichen Schmerzempfindung führten, liegen größenordnungsmäßig wieder im Bereich derjenigen, die zur Auslösung des Wischreflexes am Zornschen Reflexfrosch und bei elektrischer Messung zu irreversibler Steigerung der Grenzflächendurchlässigkeit führten. Auch hier ist die Reihenfolge der lokalreizenden Wirkungsstärke auffälligerweise wieder die gleiche, wie wir sie in unseren früheren Versuchen sahen.

Auf Grund dieser Versuchsergebnisse können wir also feststellen, daß die irreversibel permeabilitätssteigernde Wirkung der Narkotica in Zusammenhang mit der lokalreizenden Wirkungskomponente dieser Pharmaka steht. Sie beginnt bereits in relativ geringem Konzentrationsbereich (bei narkotischen Konzentrationen) und führt erst nach toxischen Dosierungen zu der brüsken Durchlässigkeitssteigerung, wie wir sie bei elektrischen Messungen auftreten sahen.

14.

Für die Besprechung bleibt uns noch die dritte der von uns nachgewiesenen „Phasen" der Narkoticawirkung: die reversibel permeabilitätssteigernde Wirkung subnarkotischer Konzentrationen.

Bei der Untersuchung der durchlässigkeitsverändernden Wirkung verschiedener Alkohole hat vor längerer Zeit Schmerl (28) im Physiologischen Institut in Leipzig in bisher unveröffentlichten Versuchen eine durch sehr geringe Narkoticumkonzentrationen hervorgerufene Permeabilitätssteigerung gefunden. Dieses Ergebnis konnte dann später von Biskupski (30) und Gerstner (32) wieder reproduziert werden. Unsere Versuche scheinen den Nachweis zu erbringen, daß es sich bei dem Vorgang einer reversiblen Durchlässigkeitssteigerung der Zellgrenzflächen im Bereich niederer Konzentrationen um einen ganz allgemeinen Effekt handelt, der als charakteristisch für die Wirkung aller Narkotica gelten kann. (Allerdings müssen wir bemerken, daß es uns bisher nicht gelang, die Phase der reversiblen Permeabilitätssteigerung bei Äthylurethan nachzuweisen. Es besteht jedoch die Möglichkeit, daß der Vorgang bei diesem Narkoticum so schwach ausgebildet ist, daß er uns bisher bei der Messung entgangen ist.)

Seelich hat neuerdings wieder darauf hingewiesen, daß eine derartige Permeabilitätssteigerung durch Hydratationsänderungen hervorgerufen werden kann. Es deuten auch tatsächlich Untersuchungsbefunde von Dette (85) darauf hin, daß bei Muskelbrei unter der Einwirkung sehr geringer Narkoticumkonzentrationen eine Quellungszunahme eintritt. Seelich konnte den Nachweis in Versuchen an Modellsystemen (Wasser/Öl-Grenzflächen) erbringen, daß es unter der Wirkung sehr niederer Grenzkonzentrationen zu einer Senkung der Grenzflächenspannung kommt, die als Ausdruck einer Hydratationssteigerung und damit einer Permeabilitätserhöhung anzusehen ist.

Nachdem wir die reversible Verminderung der Grenzflächenpermeabilität als charakteristische Veränderung und mit der eigentlichen Narkose in engem Zusammenhang stehenden Vorgang erkannt haben, scheint es naheliegend, bei dem Nachweis einer reversiblen Durchlässigkeitssteigerung im Bereich niederer Narkoticumkonzentrationen an das Vorliegen einer erregenden Wirkung zu denken.

Die prinzipielle Frage, ob Erregung zu einer Erhöhung der Permeabilität der Zellgrenzflächen führt, wurde bekanntlich von Gildemeister (86) bei dem Studium des psychogalvanischen Reflexphänomens untersucht und konnte auf Grund eingehender Experimente bejaht werden. In Bestätigung dieser Versuche kamen später andere Autoren mit gänzlich anderen Untersuchungsmethoden zu dem gleichen Ergebnis. So beschrieb Peseriko (87) eine durch Reizung an der Froschhaut hervorgerufene Durchlässigkeitserhöhung. Embden und seine Schule (88) sahen eine Steigerung der Phosphorsäureabgabe unter Erregung auftreten und Ebbecke (89, 90) kam in Versuchen an Muskelmembranen zu dem gleichen Ergebnis.

Wir dürfen danach in dem Auftreten einer reversiblen Steigerung der Grenzflächendurchlässigkeit unter der Einwirkung geringer Narkoticamengen den Ausdruck einer erregenden Wirkung sehen. Nun ist bekanntlich experimentell eine erregende Wirkung geringer Narkoticumkonzentrationen vielfach nachgewiesen und beschrieben worden. So sahen Woker und Weyland (91), Nagai (92) und Löhner (93) eine Steigerung der Aktivität einzelliger Organismen, Vouk (94) eine Beschleunigung der Protoplasmaströmung an Plasmodien, Josing (95) eine' solche an .Pflanzenzellen; weiter wurde eine Anregung der Assimilation (96), des Wachstums der Hefe (97) und der Keimung von Getreidekörnern (98), sowie Steigerung der Aktivität von Flimmerepithel (99) unter der Einwirkung geringer Narkoticakonzentrationen beschrieben. Am ZNS ist dieses Erregungsstadium ebenfalls gut bekannt. [Steigerung des Patellarreflexes (100), Atmungserregung (101), Erregbarkeitssteigerung am peripheren Nervensystem (102).] Kilian (103) hat diese Wirkung treffend als „analeptischen Wirkungsbereich" der Narkotica bezeichnet. (Es sei in diesem Zusammenhang nur daran erinnert, daß wir z. B. beim Alkohol diese erregende Wirkungsphase therapeutisch ausnutzen.)

Es ist nun besonders bemerkenswert, daß diese erregende Wirkung der Narkotica der reversibel-depressiven vorausgeht. Auch in unseren Versuchen sahen wir die Phase der reversiblen Durchlässigkeitserhöhung der reversibel vermindernden Phase vorauslaufen. Diese Versuchsergebnisse machen es außerordentlich wahrscheinlich, daß wir mit der ersten Phase der Permeabilitätsveränderung (rev. Steigerung) die erregende Wirkungskomponente permeabilitätsmäßig erfaßt haben.

Permeabilitätsverändernde Wirkung von Narkotica und Analeptica. 553

15.

Die nähere Untersuchung ergab nun, daß die reversible Erhöhung der Durchlässigkeit der Zellgrenzflächen auch nach Narkoticumkonzentrationen nachweisbar ist, die selbst zu einer reversiblen Permeabilitätsverminderung führen. Sie läuft in diesen Fällen der Durchlässigkeitsverminderung nur zeitlich voraus und ist deshalb lediglich bei Messungen nachweisbar, die zeitlich sofort nach dem Einbringen des Präparates in die Narkoticumlösung erfolgen und die genügend schnell durchgeführt werden.

In der Abb. 11 bringen wir eine graphische Darstellung der Ergebnisse von Versuchsreihen mit Chloralhydrat, bei denen die Messungen auf diese Weise erfolgten. Nach dem Einbringen des Präparates in eine 1,75%ige Lösung erfolgt zunächst ein kurzer Anstieg der Durchlässigkeit der Membran („positive Vorzacke") und hierauf ein kontinuierliches Absinken. Etwa 15 Minuten nach dem Einbringen in die Narkoticumlösung ist das Maximum der Permeabilitätsverminderung erreicht. Nach dem Zurückbringen in narkoticumfreie Badflüssigkeit erfolgt wieder ein langsames Zurückgehen auf die alten Werte. Interessanterweise kommt es hierbei wieder zur Ausbildung einer vorübergehenden geringen reversiblen Durchlässigkeitssteigerung, die als „positive Nachzacke" imponiert. Die Werte schwanken dann noch einige Zeit, um nach etwa 45 Minuten konstant

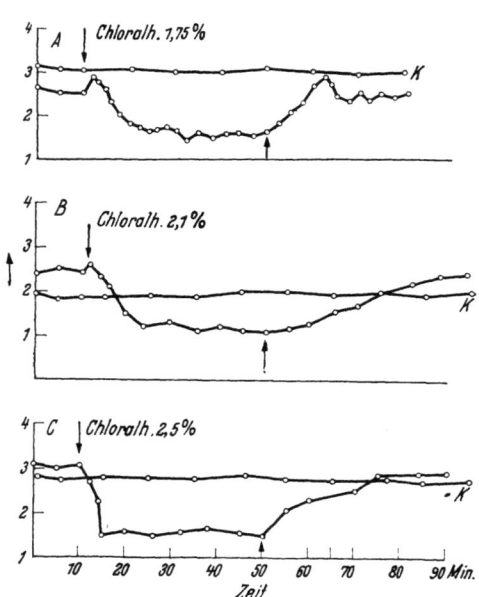

Abb. 11. Verlauf der reversiblen Permeabilitätsverminderung nach der Einwirkung verschiedener Konzentrationen von Chloralhydrat. (Kurzzeitige Messungen.)

zu bleiben. Wird die Narkoticumkonzentration erhöht, so ist die „positive Vorzacke" nicht so deutlich ausgeprägt. Das Absinken der Kapazitätswerte erfolgt jetzt schneller. Die „Nachzacke" ist hier bereits nicht mehr nachweisbar. Auffällig ist weiter, daß das Zurückgehen auf den normalen Wert jetzt bedeutend langsamer erfolgt, als im Versuch mit 1,75%igem Chloralhydrat. Dieses Verhalten steht im Gegensatz zu dem deutlich schnellen Absinken der Werte im Versuchsbeginn. Wir sehen diesen Verlauf auch wieder im Versuch mit 2,5% Chloralhydrat. Hier ist zunächst die „Vorzacke" gar nicht nachweisbar. Das Absinken der Werte erfolgt sehr brüsk. Das Ansteigen nach dem Zurückbringen des Präparates in narkoticumfreies Bad geht im Gegensatz dazu langsam vor sich. Wir glauben dieses auffällig langsame Zurückwandern der Werte darauf zurückführen zu können, daß nach Versuchen mit höheren Konzentrationen bedeutend mehr Narkoticum im Gewebe vorhanden ist, das nur relativ langsam abdiffundieren kann und deshalb das verzögerte Zurückgehen der Werte verursacht.

Diese Versuchsreihe zeigte also, daß der Vorgang der reversiblen Steigerung der Ionenpermeabilität der Zellgrenzflächen nicht nur unter der Wirkung geringer Narkoticumkonzentrationen, sondern daß dieser Effekt auch nach der Einwirkung „mittlerer" (narkotischer) Konzentrationen auftritt. Er läuft in diesen Fällen der eigentlichen reversiblen Durchlässigkeitsverminderung, wie wir sie für die Wirkung narkotischer Gaben charakteristisch fanden, zeitlich voraus. Mit steigender Konzentration wird dieser Effekt immer kürzer und experimentell schwerer zu erfassen, bis er schließlich offensichtlich so rasch verläuft, daß er mit unserer Methode nicht mehr nachweisbar ist.

Wir haben diesen Vorgang der reversiblen Durchlässigkeitssteigerung im Wirkungsbereich narkotischer Konzentrationen bei verschiedenen anderen Narkotica nachweisen können und haben ihn mit Hilfe der Impedanzkurvenmessung genauer studiert. Über die Ergebnisse dieser Untersuchungen berichten wir an anderer Stelle ausführlich.

Eine reversible Verminderung der Grenzflächendurchlässigkeit, wie sie nach der Einwirkung mittlerer Narkoticumkonzentrationen auftritt, können wir uns durch die Adsorption der Narkoticamoleküle an die Zellgrenzflächen hervorgerufen vorstellen (Adsorptionstheorie der Narkose im Sinne von Warburg und Winterstein). Eine derartige Theorie versagt jedoch vollkommen für die Erklärung einer reversiblen Permeabilitätssteigerung, wie wir sie nach der Einwirkung geringer Narkoticumkonzentrationen auftreten sahen. Es war deshalb für die Erklärung unserer Untersuchungsbefunde von besonderer Bedeutung, daß Seelich (76) kürzlich den Nachweis einer phasischen Beeinflussung der Spannungsverhältnisse an der Grenzfläche Wasser/Öl unter Narkoticumwirkung führen konnte. Er zeigte an seinem als Modell benutzten zweiphasischen System Wasser/Öl, daß es unter der Wirkung geringer Narkoticumkonzentrationen zu einer reversiblen Senkung der Grenzflächenspannung, nach mittleren Konzentrationen zu einer reversiblen Steigerung kommt. Dieser Änderung der Grenzflächenspannung entspricht eine solche des Hydratationsgrades und damit der Permeabilität der Grenzschichten. Nach Seelich dürften wohl sämtliche Narkotica einen dieser Modellreaktion analogen Effekt auf die Grenzflächenpermeabilität hervorrufen. Die von ihm herausgestellten Versuchsergebnisse, die zeitlich nach dem Abschluß der von uns hier reproduzierten elektrischen Messungen publiziert wurden, erbrachten somit nachträglich eine Erklärung für das Zustandekommen der reversiblen Permeabilitätssteigerung unter der Einwirkung niederer Narkoticumkonzentrationen, die zunächst in ihrem Mechanismus auf Grund unserer bisherigen Kenntnisse über die Vorgänge an den Phasengrenzen der Zellgrenzflächen nicht erklärbar schienen. Diese Befunde gaben aber gleichzeitig auch eine Erklärung für das Zustandekommen der von uns beobachteten „positiven Vorzacke" und „Nachzacke", die wir nach der Einwirkung mittlerer Narkoticumkonzentrationen beschrieben. Seelich wies nach, daß Narkoticumkonzentrationen, die selbst zu einer reversiblen Steigerung der Grenzflächenspannung (Permeabilitätsverminderung) führen, zunächst zu einer vorübergehenden Senkung Anlaß geben, die dann erst von der Erhöhung abgelöst wird. Damit wird also das Auftreten der von uns beobachteten Vor- und Nachzacken ausreichend erklärt.

16.

Abschließend haben wir in mehreren orientierenden Versuchsreihen studiert, welcher Effekt durch die gleichzeitige Einwirkung von zwei verschiedenen Narkotica hervorgerufen wird. Das Problem der Narkoticakombinationen ist bekanntlich vielfach untersucht worden. Seit den klassischen Untersuchungen von Cl. Bernard (104) über die zahlreichen Arbeiten der Bürgischen Schule bis zu den neueren von Lipschitz und Mansfeld, sind die Fragen sowohl ausgehend von rein praktischen Gesichtspunkten (Ausschaltung lästiger Nebenwirkungen) als auch von theoretischen aus behandelt worden. [Bezüglich der umfangreichen Literatur verweisen wir auf die Zusammenstellung bei Winterstein (22).]

Für uns erschien zunächst von Bedeutung zu entscheiden, ob sich bei der Kombination von zwei Narkotica die Wirkung auf die Grenzflächendurchlässigkeit gegenseitig im Sinne einer Addition oder Potenzierung verstärkt oder ob es zu einer Abschwächung kommt. Wir haben zunächst die Kombination Urethan—Amylenhydrat und die Paraldehyd— Chloralhydrat untersucht. Die Ergebnisse bringt die Abb. 12 zur Darstellung. Wie wir daraus ersehen, kommt es bei der Kombination geringer Konzentrationen, die allein zu reversibler Steigerung der Grenzflächendurchlässigkeit führen, zu einer reversiblen Verminderung (0,5% Paraldehyd + 0,72% Chloralhydrat). Bei der Kombination höherer Gaben tritt die irreversibel permeabilitätssteigernde Wirkung deutlich früher in Erscheinung. Die vorliegenden Versuchsergebnisse deuten darauf hin, daß es zu einer reinen Addition der Wirkung kommt. Eine Wirkungspotenzierung ist nicht nachweisbar. Die Ergebnisse stehen damit in guter Übereinstimmung mit den Befunden Overtons, der bei der Untersuchung von Narkoticakombinationen eine einfache Summation der Wirkung beobachtete.

Diese Versuche, die zunächst nur orientierenden Charakter haben, bringen den experimentellen Nachweis, daß den Veränderungen der narkotischen Wirkungsstärke, wie sie nach der Kombination von zwei Narkotica auftreten, eine solche der permeabilitätsbeeinflussenden Wirkung parallel verläuft.

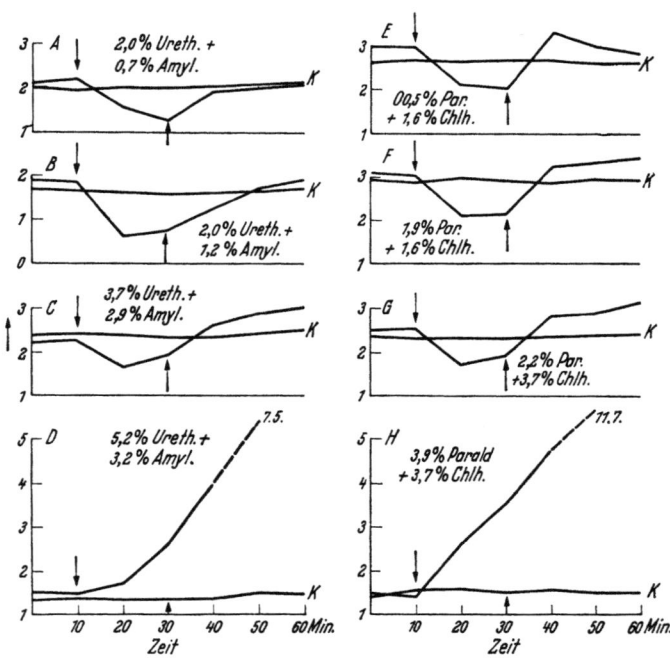

Abb. 12. Veränderungen der Ionenpermeabilität von Froschhaut nach der Einwirkung verschiedener Konzentrationen von 2 Narkotica. Kurven A—D: Kombination von Urethan mit Amylenhydrat. Kurven E—H: Kombination von Paraldehyd mit Chloralhydrat.

17. Untersuchung der permeabilitätsverändernden Wirkung der Analeptica.

Nachdem es in unseren Versuchen mit Narkotica gelungen war, überaus charakteristische Veränderungen der Permeabilität unter der Einwirkung dieser Pharmaka nachzuweisen, erschien es von größerem Interesse, in den Kreis dieser Untersuchungen die Analeptica einzubeziehen. Wie schon erwähnt, sind diese auf Grund ihrer zentral erregenden Wirkung zu außerordentlich vielverwendeten Arzneimitteln geworden. Wegen ihrer antidotarischen Wirkung gegenüber der Narkose gehören sie heute zu den wichtigsten Pharmaka, die dem Arzt für die Bekämpfung von Narkoticaüberdosierungen und Narkosezwischenfällen zur Verfügung stehen. Die antagonistische Durchbrechung der Narkose, die als Weckwirkung bezeichnet wird, wird durch eine starke Erregungswirkung charakterisiert, die bekanntlich zur Ausbildung schwerster tonisch-klonischer Krämpfe führen kann.

Es war nun zu untersuchen, in welcher Weise die Pharmaka aus der Gruppe der Analeptica die Permeabilität unseres Untersuchungsobjektes beeinflussen. Untersuchungen über diese Frage liegen bisher in der Literatur nicht vor. Die Entscheidung erschien uns jedoch außerordentlich wichtig. Für den Fall, daß es gelingen sollte, charakteristische Wirkungen der Analeptica auf die Grenzflächendurchlässigkeit nachzuweisen, hofften wir aus derartigen Befunden auf den Wirkungsmechanismus dieser Pharmaka schließen und damit Ausblicke auf eine Theorie der Analepticawirkung gewinnen zu können.

18.

Wir haben zunächst Versuche mit dem gut wasserlöslichen Cardiazol (Pentamethylentetrazol) durchgeführt, dessen antagonistische Wirkung gegenüber der der verschiedensten Narkotica experimentell weitgehend durchuntersucht worden ist. Die Anordnung der Versuche blieb die gleiche wie in unseren früheren Experimenten.

Die Abb. 13 bringt die graphische Darstellung der Ergebnisse von Untersuchungsreihen mit diesem Analepticum. Wir erkennen daraus, daß die Veränderungen der Ionenpermeabilität unter der Einwirkung verschiedener Konzentrationen von Cardiazol in prinzipiell gleicher Weise verlaufen, wie wir dies unter der Wirkung von Narkotica gesehen haben. Auch hier lassen sich drei Phasen der Permeabilitätsveränderung gegeneinander abgrenzen. Auffällig erscheint die besonders stark ausgeprägte reversible Steigerung der Grenzflächendurchlässigkeit im Bereich niederer Konzentrationen und die relativ große Breite des Konzentrationsbereiches, in dem eine derartige Wirkung nachweisbar war. Erst im Bereich von Konzentrationen zwischen 3 und 5% sahen wir eine reversible Verminderung der Durchlässigkeit auftreten. Nach höchster Konzentration (> 7%) beobachteten wir die bereits

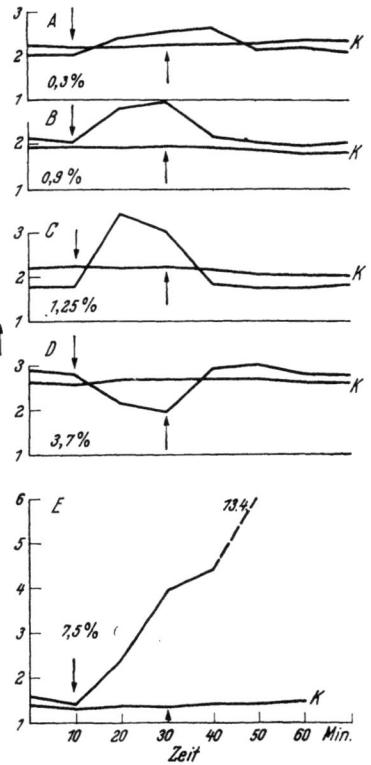

Abb. 13. Veränderung der Ionenpermeabilität von Froschhaut nach der Einwirkung verschiedener Konzentrationen von Cardiazol.

früher in Versuchen mit Narkotica beschriebene irreversible Permeabilitätssteigerung (Hochschnellen der Kurve).

Wir haben weiter oben dargelegt, daß eine reversible Durchlässigkeitssteigerung der Zellgrenzflächen als Ausdruck einer erregenden Wirkung zu deuten ist. Es erschien in diesem Zusammenhang naheliegend, das Stadium der reversiblen Steigerung der Polarisationskapazität mit der therapeutisch ausgenutzten Phase der durch Analeptica erzeugten Erregbarkeitssteigerung in Zusammenhang zu bringen. (Wir kommen auf die Erörterung dieses Befundes noch weiter unten zurück.)

Es wäre hiernach noch die Phase der reversiblen Permeabilitätsverminderung, die in unseren Versuchen nachweisbar war, zu erklären.

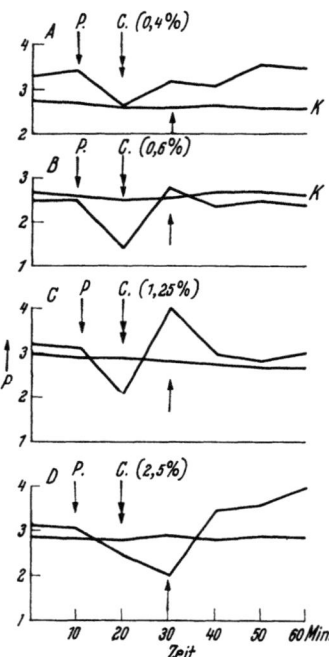

Abb. 14. Antagonistische Beeinflussung der reversiblen Permeabilitätsverminderung (Narkoticumwirkung) durch Cardiazol. Bei ↓ Zufuhr von 2% Paraldehyd. Bei ↓ Cardiazolzufuhr. Bei ↑ Überführen in $1/_5$ Ringer.

Es ist bekannt, daß bei den Analeptica der Phase der erregenden Wirkung eine solche der reversiblen Lähmung nachfolgt. Diese Tatsache ist nicht nur für Analeptica vom Typus des Camphers und Hexetons bekannt, sondern wir wissen auch, daß dem Cardiazol und Coramin eine derartige Wirkung zukommt. Der depressiven Phase würde „permeabilitätsmäßig" die reversibel Verminderung der Grenzflächendurchlässigkeit entsprechen. Die irreversibel durchlässigkeitssteigernde Wirkung höchster Cardiazolkonzentrationen dürfte schließlich in Analogie zu den Befunden in unseren Narkoticaversuchen Ausdruck einer lokalschädigenden Wirkung sein.

19.

In weiteren Experimenten haben wir untersucht, ob sich die durch Einwirkung eines Narkoticums reversibel verminderte Permeabilität der Zellgrenzflächen durch Cardiazol beeinflussen läßt. Die Ergebnisse dieser Versuchsreihen sind in der Abb. 14 dargestellt worden.

Als Narkoticum benutzten wir in diesen Versuchen eine 2%ige Lösung von Paraldehyd, die zu einer deutlichen reversiblen Verminderung der Durchlässigkeit führt. Wurde nun zu dem „narkotisierten" Präparat Cardiazol zugegeben (bei ↓), so erfolgte im Konzentrationsbereich zwischen 0,4 bis 1,25% ein deutliches Ansteigen der Polarisationskapazitätswerte. Diese erreichten nach der Zufuhr von 1,25% Cardiazol sogar Werte, die über den Normalwerten des Präparates lagen. Bei weiterer Steigerung der Cardiazolkonzentration erfolgte jedoch ein Absinken der Polarisationswerte, also eine synergistische Verminderung der Zellgrenzflächendurchlässigkeit.

Die Ergebnisse dieser Versuchsreihen sind insofern von Bedeutung, als es uns hier gelungen ist, die antagonistische Beeinflussung der Narkoticawirkung durch ein Analepticum durch laufende Messung der Permeabilität der Zellgrenzflächen zur Darstellung zu bringen. Die durch die Einwirkung narkotischer Konzentrationen von Paraldehyd reversibel verminderte Durchlässigkeit unseres Untersuchungsobjektes wird durch geeignete Konzentrationen von Cardiazol wieder gesteigert, ja unter der Einwirkung höherer Analepticumgaben sogar auf übernormale Werte erhöht. Bei weiterer Steigerung der Analepticumkonzentrationen erfolgt jedoch eine synergistische Beeinflussung der Durchlässigkeit der Zellgrenzflächen. Es erscheint auch hier naheliegend, die durch die Cardiazolwirkung hervorgerufene antagonistische Beeinflussung der durch Narkotica reversibel verminderten Durchlässigkeit der Zellgrenzflächen als Ausdruck einer erregenden Wirkung zu deuten. Die Verstärkung der reversiblen Durchlässigkeitsverminderung unter der Einwirkung höherer Cardiazolkonzentrationen deutet jedoch im Gegensatz hierzu auf eine Vertiefung der narkotischen Wirkung hin.

Wir kennen in der Tat aus dem Tierexperiment nach bestimmten Dosierungen Fälle, bei denen es zu einer synergistischen Beeinflussung der reversibel-depressiven Narkoticumwirkung durch Analeptica kommt. Wenn wir beispielsweise einer Ratte, die sich unter der Wirkung der Seitenlagedosis von Paraldehyd (70 mg/100 g) befindet, 10 mg/100 g Cardiazol subcutan zuführen, so wird die narkotische Wirkung antagonistisch beeinflußt. Das Tier erhebt sich kurze Zeit nach der Injektion und zeigt für etwa 10—15 Minuten eine deutliche Weckwirkung. Führen wir einem in der gleichen Weise mit Paraldehyd vorbehandelten Tier jedoch 25 mg/100 g Cardiazol zu, so kommt es zunächst zu einem heftigen Krampfanfall, nach dem es erneut zur Seitenlage des Tieres kommt. Während wir vor der Zufuhr des Cardiazols das Narkosestadium IV nach Girndt (105) feststellten, ist dieses jetzt VI, d. h. sämtliche Reflexe sind erloschen. Die „Weckfähigkeit" des Analepticums ist demnach begrenzt. Die erregende Wirkung kann nach höheren Gaben in eine der Narkoticumwirkung synergistisch verlaufende Verstärkung der reversibel-depressiven Wirkung umschlagen. Ein derartiger Vorgang ist offensichtlich in unserem Versuch mit elektrischer Messung bei 2% Paraldehyd und 2,5% Cardiazol (Abb. 14, D) erfaßt worden.

Es läßt sich nun zeigen, daß der Antagonismus zwischen Narkoticum und Cardiazol ein wechselseitiger ist. Die Abb. 15 zeigt, daß die durch Cardiazolwirkung reversibel gesteigerte Grenzflächendurchlässigkeit nach Zufuhr von Narkotica antagonistisch beeinflußt werden kann. Das Ausmaß der hierbei jeweils erzielten Gegenwirkung ist wieder weitgehend abhängig von der Pharmakakonzentration. Während wir in Versuch I die durch eine 1%ige Cardiazollösung reversibel gesteigerte Ionenpermeabilität durch Zufuhr von 2,8% Urethan nur ungenügend vermindern, wird durch 3,5% des gleichen Narkoticums die Grenzflächendurchlässigkeit wieder bis zur Norm zurückgebracht. Ein ähnliches Verhalten finden wir bei Verwendung von Chloralhydrat zur Antagonisierung (Versuch II). Hier beobachteten wir nach der Zugabe von 2% Chloralhydrat sogar ein Überschießen der Narkoticumwirkung. Die Ergebnisse dieser Versuchsreihen stehen in guter Übereinstimmung mit der Tatsache, daß im Tierversuch Cardiazol sowohl die Narkose durchbricht, wie andererseits genügende Narkoticumdosen das Auftreten von Cardiazolkrämpfen verhüten (106—109).

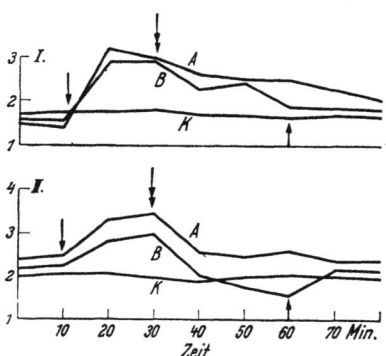

Abb. 15. Antagonistische Beeinflussung der durch Cardiazolwirkung gesteigerten Ionenpermeabilität von Froschhaut durch Narkotica. Bei ▼ Cardiazolzufuhr. Bei ▼ Narkoticumgabe. Bei ↑ zurück in frische ¹/₈ Ringerlösung. I. Cardiazol in allen Versuchen 1%. Kurve A: Urethan 2,8%; B: Urethan 3,5%. II. Kurve A: Cardiazol 1%. Chloralhydrat 2%. Kurve B: Cardiazol 0,8%; Chloralhydrat 2% (Überschießen der Narkoticumwirkung!).

20.

Wir haben in weiteren Versuchen die Wirkung verschiedener anderer Analeptica auf die Permeabilität der Froschhaut untersucht. Die Ergebnisse dieser Versuchsreihen sind in Tabelle 4 zusammengefaßt worden. Es zeigte sich, daß bei allen geprüften Substanzen ein Konzentrationsbereich nachweisbar ist, in dem es zur Ausbildung einer reversiblen Permeabilitätssteigerung kommt. Dieser Effekt war in Versuchen mit Coramin besonders deutlich nachweisbar, bei den übrigen Analeptica verlief die Steigerung der Polarisationskapazitätswerte weniger ausgeprägt. Die antagonistische Beeinflussung der durch Narkoticawirkung verminderten Durchlässigkeit war nicht bei allen Analeptica nachweisbar. Es ist wahrscheinlich, daß dieses Verhalten mit der experimentell erwiesenen Tatsache in Zusammenhang steht, daß manche der Analeptica bei der antagonistischen Beeinflussung narkotischer Zustände versagen. Über die Ergebnisse weiterer Untersuchungen soll an anderer Stelle ausführlich berichtet werden.

21. Besprechung der Ergebnisse der Versuche mit Analeptica.

Überblicken wir die Ergebnisse unserer Versuche mit Analeptica, so fällt zunächst auf, daß wir auch unter der Einwirkung dieser Pharmaka einen dreiphasischen Verlauf der Permeabilitätsveränderung beobachten konnten. Die einzelnen Phasen: reversible Permeabilitätssteigerung, reversible Permeabilitätsverminderung und irreversible Permeabilitäts-

Tabelle 4. **Wirkung verschiedener Analeptica auf die Ionenpermeabilität von Froschhaut.**

Analepticum	Konzentration %	Veränderung der Permeabilität *)	Reversibilität	Bemerkungen
Coramin	0,35	±	+	
,,	0,9	(+)	+	
,,	1,5	+	+	
,,	3,0	(+)	+	
,,	6,2	—	+	
,,	7,5	—	0	
Strychn.-nitr.	0,2	(+)	+	
,,	0,9	±	+	
,,	1,5	—	+	
Pikrotoxin	0,1	(+)	+	
,,	0,2	(+)	+	
,,	0,5	+	+	
Campher	0,1	0	+	*ges. wässrg. Lösung
,,	0,3 }*	(+)	+	
,,	0,7	+	0	

*) Keine Veränderung = 0; Permeabilitätssteigerung = +; geringe Permeabilitätssteigerung = (+); unsichere Permeabilitätssteigerung = ±; Permeabilitätsverminderung = —.

steigerung folgen in der gleichen Weise, wie wir das früher bei unseren Versuchen mit Narkotica gesehen hatten. Als unterscheidendes Merkmal muß die Tatsache gewertet werden, daß wir die reversible Permeabilitätssteigerung unter Analepticawirkung in einem breiteren Konzentrationsbereich nachweisen konnten und daß diese numerisch auffällig groß ist.

Wir hatten gesehen, daß die Narkotica in den Konzentrationen, in welchen sie eine reversible Funktionshemmung herbeiführen, eine reversible Senkung der Ionenpermeabilität bewirken. Toxische Konzentrationen führten zu irreversibler Steigerung der Grenzflächendurchlässigkeit (als Ausdruck des durch höchste Narkoticumgaben hervorgerufenen Gewebstodes). Niedere Konzentrationen, die unter der narkotischen liegen und die zu einer Funktionssteigerung Anlaß geben, bewirkten eine reversible Erhöhung der Permeabilität. Genau die gleichen ,,Phasen" der Wirkung haben wir nun auch unter der Einwirkung verschiedener Analepticakonzentrationen nachweisen können, und so erschien es bestechend, die Phase der reversiblen Durchlässigkeitssteigerung als Ausdruck der erregenden Wirkung der Analeptica zu deuten.

Therapeutisch verwerten wir bekanntlich die erregende Wirkung der Krampfgifte. Es ist nun bekannt, daß die Stoffe aus dieser Arzneimittelgruppe bei höheren Dosierungen depressive Wirkungen entfalten können [bezüglich der Literatur sei auf die Arbeit von Koll(110) verwiesen] und daß sie endlich in höchsten Konzentrationen toxische Gewebsschädigungen hervorzurufen vermögen. In Analogie zu den Ergebnissen unserer Untersuchungen der permeabilitätsverändernden Wirkung der Narkotica dürfen wir annehmen, daß auch bei den Analeptica die Konzentrationen, die zu einer reversibel depressiven Wirkung führen, eine reversible Verminderung der Ionenpermeabilität hervorrufen, während höchste Gaben zu irreversibler, toxischer Schädigung Anlaß geben. Hier ergeben sich also weitgehende Parallelen zwischen der Wirkung von Narkotica und Analeptica.

Es erscheint jedoch notwendig darauf hinzuweisen, daß wir bisher noch nicht den Nachweis führen konnten, daß das Zellsubstrat des ZNS in analoger Weise wie die Froschhaut auf die permeabilitätsverändernde Wirkung der von uns geprüften Pharmaka reagiert und daß die Steigerung der Grenzflächendurchlässigkeit dieser Zellen auch tatsächlich zu der erregenden Wirkung führt, wie sie für die zentralangreifenden Analeptica charakteristisch ist. Immerhin scheint aber die von uns gegebene Deutung der vorliegenden Versuchsergebnisse geeignet zu sein, eine Arbeitshypothese für die Durchführung weiterer Untersuchungen zu geben, in denen eine Analyse des Wirkungsmechanismus der Analeptica durchgeführt werden soll.

22.

Für die Klärung des zwischen Narkotica und Analeptica bestehenden Antagonismus war von gewisser Bedeutung, daß es uns gelang, den Vorgang der antagonistischen Beeinflussung der Narkoticawirkung durch Analeptica durch fortlaufende Messung der Permeabilitätsveränderung zur Darstellung zu bringen.

Der wechselseitige Antagonismus zwischen Narkotica und Analeptica ist hinsichtlich des ihm zugrunde liegenden Wirkungsmechanismus bisher noch ungeklärt. Versuche, diese Vorgänge durch Annahme einer chemischen Entgiftung oder durch eine Steigerung der Ausscheidungsgeschwindigkeit zu erklären, führten nicht zum Ziele. Hildebrandt untersuchte, ausgehend von der Annahme, daß es sich bei dem Antagonismus des Cardiazols gegenüber Narkoticawirkung um eine adsorptive Verdrängung im Sinne der Wielandschen Theorie der Campherwirkung handeln könnte, ob es unter Cardiazolwirkung zu einer Verminderung des Gehalts des ZNS an Barbitursäuren kommt, ohne zu einem verwertbaren Resultat zu gelangen (111). Unsere Versuche haben nun gezeigt, daß die durch Narkotica reversibel verminderte Grenzflächendurchlässigkeit durch die Wirkung eines Analepticums gesteigert wird. Es läßt sich also der Antagonismus zwischen Narkotica und Analeptica permeabilitätsmäßig zur Darstellung bringen. Hierbei ist weiterhin bedeutungsvoll, daß sich zeigen ließ, daß dieser Antagonismus wechselseitig ist, d. h. daß es auch möglich ist, die durch Analepticawirkung gesteigerte Permeabilität durch Narkoticumwirkung herabzudrücken.

Welcher Vorgang an den Zellgrenzen diesen Durchlässigkeitsveränderungen zugrunde liegt, kann vorläufig noch nicht entschieden werden.

Es liegt jedoch nahe, hierbei an die Ergebnisse der Seelichschen Versuche zu denken, in denen bekanntlich die reversibel permeabilitätssteigernde Wirkung geringer Narkoticumkonzentrationen befriedigend erklärt wurde. Es ist wahrscheinlich, daß die Beeinflussung der Grenzflächenspannung an den Phasengrenzen unter Analepticawirkung eine analoge ist, wie sie für die Narkoticumwirkung beschrieben wurde. Es wird die Aufgabe weiterer Arbeiten sein, zu klären, in welcher Weise die Grenzflächenspannung des Seelichschen Modellsystems Wasser/Öl unter der Einwirkung verschiedener Analepticakonzentrationen beeinflußt wird.

Bei dieser Gelegenheit möchten wir noch darauf verweisen, daß Fischer (112) experimentelles Beweismaterial dafür beibrachte, daß es unter Cardiazolwirkung zu einer Durchlässigkeitssteigerung kommen kann. Er sah an der Katze bei der Umströmung von verlängertem Mark und Kleinhirn mit fluoresceinhaltiger Tyrodelösung nach Cardiazolzufuhr ein erhebliches Ansteigen der Farbstoffkonzentration in der ausströmenden Flüssigkeit. Obwohl die Reversibilität der beobachteten Erscheinung hier nicht geprüft wurde, erscheint uns dieses Versuchsergebnis bemerkenswert, da hier eine Permeabilitätssteigerung unter Cardiazolwirkung an einem anderen Zellsubstrat nachgewiesen wurde.

23.

Für die Gültigkeit der experimentell von uns nachgewiesenen Tatsache, daß Analeptica in analeptischem Konzentrationsbereich zu einer reversiblen Steigerung der Durchlässigkeit der Zellgrenzflächen, Narkotica in narkotischem Konzentrationsbereich zu reversibler Verminderung führen, konnten wir weiteres experimentelles Beweismaterial beibringen. So ließ sich zeigen, daß es unter der Wirkung von Cardiazol in einer Dosierung, die zu starker Erregung führt (Krampfdosis), zu einer Steigerung der aseptischen Senfölentzündung an der Rückenhaut des Kaninchens kommt (70). Die durch die Wirkung der Seitenlagedosis eines Narkoticums hervorgerufene antiphlogistische Wirkung konnte durch Cardiazol antagonistisch beeinflußt werden. Da sich nachweisen ließ, daß der von Lipschitz und seinen Schülern (113—116) beschriebene Mechanismus der antiphlogistischen Wirkung durch eine Veränderung des Blut- und Gewebschemismus nicht allein für die Erklärung der entzündungshemmenden Wirkung der Narkotica bzw. der fördernden der Analeptica ausreicht, haben wir diese Wirkung mit einer direkten Beeinflussung der Grenzflächenpermeabilität gedeutet, die im Falle der Narcoticawirkung der durch die Entzündung hervorgerufenen Durchlässigkeitssteigerung entgegenarbeitet, im Falle der Analeptica diese synergistisch verstärkt.

Bei der Untersuchung der pharmakologischen Beeinflussung des anaphylaktischen Schocks sahen wir, daß der an der aktiv sensibilisierten Maus ausgelöste Schock sicher gehemmt werden kann, wenn im Moment der Antikörper-Antigenreaktion eine durch vorherige Zufuhr von Narkotica hervorgerufene reversibel-depressive Wirkung vorhanden ist, während durch die vorherige Gabe der Krampfdosis eines Analepticums (Cardiazol) die Mortalität gesteigert wird (71). Auch diese Wirkung ließ sich durch eine direkte Beeinflussung der Grenzflächendurchlässigkeit, die im anaphylaktischen Schock gesteigert ist [Krauss (117), Rossi (118)], erklären.

Neben diesen beiden indirekten Beweisen für die charakteristische permeabilitätsverändernde Wirkung der Narkotica und Analeptica haben wir weiteres experimentelles Material in Versuchen gesammelt, die wir über die Beeinflussung des O_2-Verbrauchs des Seeigeleis sowie der der Vitalfärbbarkeit von Opalina ranarum durch Narkotica und Analeptica angestellt haben. Wir berichten über die Ergebnisse dieser Untersuchungen in anderen Arbeiten. Schließlich hat Bredemann (119) zeigen können, daß die Empfindlichkeit von Opalina ranarum gegenüber verschiedenen Giften durch Narkotica in narkotischen Konzentrationen vermindert, durch Analeptica gesteigert wird. Auch diese Versuchsergebnisse sprechen wieder für die Auffassung, daß es unter Narkoticawirkung in narkotischem Konzentrationsbereich zu einer reversiblen Verminderung der Permeabilität der Zellgrenzflächen kommt, während dieselbe durch Analeptica gesteigert wird.

24.

Als wesentliches Ergebnis der vorliegenden Untersuchungen können wir herausstellen, daß Narkotica und Analeptica bei ihrer Einwirkung auf die überlebende Froschhaut zu typischen Veränderungen der Ionenpermeabilität der Zellgrenzflächen führen, die bei den Vertretern der beiden Pharmakagruppen durch einen dreiphasischen Verlauf charakterisiert werden. Niedere Konzentrationen bewirken eine reversible Steigerung, mittlere eine reversible Verminderung und höchste Konzentrationen eine irreversible Steigerung der Grenzflächendurchlässigkeit. Unsere Beobachtungen deuten darauf hin, daß die irreversible Permeabilitätssteigerung der irreversiblen toxischen Schädigung des Gewebes entspricht, während die reversible Durchlässigkeitsverminderung im Bereich mittlerer Konzentrationen für die Herabsetzung bzw. die Aufhebung der Erregbarkeit, die reversible Permeabilitätssteigerung nach geringen Konzentrationen für die Steigerung der Erregbarkeit charakteristisch ist. Die Analeptica (und hierunter besonders das Cardiazol) unterscheiden sich in ihrer permeabilitätsverändernden Wirkung von den Narkotica lediglich dadurch, daß bei ihnen der Konzentrationsbereich, in dem es zu einer reversiblen Durchlässigkeitssteigerung kommt, breiter ist und daß das numerische Ausmaß dieser Permeabilitätserhöhung größer ist.

Auf Grund ihrer permeabilitätsverändernden Wirkung stehen also die Narkotica den Analeptica nahe. Diese Tatsache steht in guter Übereinstimmung damit, daß die Vertreter beider Pharmakagruppen gut lipoidlöslich sind, obwohl die Annahme „verwandtschaftlicher Beziehungen" zwischen diesen Pharmaka auf Grund des bekannten wechselseitigen Antagonismus zwischen Narkotica und Analeptica zunächst nicht haltbar erscheint. (Die Beziehungen zwischen Lipoidlöslichkeit der von uns untersuchten Pharmaka und den Forderungen des Meyer-Overtonschen Gesetzes sollen an anderer Stelle diskutiert werden.)

Die Ergebnisse unserer Untersuchungen erscheinen geeignet, einen Ansatzpunkt für die Entwicklung einer Theorie der Analepticawirkung zu geben. Nachdem der Nachweis erbracht worden ist, daß die Narkotica ihre auffälligste Wirkung an den Zellgrenzflächen entfalten und hier in mittlerem Konzentrationsbereich durch eine Verminderung der Grenzflächendurchlässigkeit zu einer Herabsetzung bzw. völligen Aufhebung der Erregbarkeit, dem Zustand der Narkose führen, erscheint es auf Grund unserer Versuchsergebnisse wahrscheinlich, daß auch die Analeptica in besonderem Maße ihre Wirkung an den Zellgrenzen entfalten. Hier dürfte es aber die reversible Steigerung der Grenzflächendurchlässigkeit, also die von uns beschriebene erste Phase der Permeabilitätsveränderung (die bei den Narkotica ebenfalls vorhanden, jedoch nicht so deutlich ausgeprägt ist) sein, die im Vordergrund der Wirkung steht und die zu einer der narkotischen Wirkung antibaten Reaktion der Zelle, einer Erregbarkeitssteigerung (Exzitation), führt. Erst in höherem Konzentrationsbereich kommt es auch unter der Wirkung der Analeptica zu einer reversiblen Verminderung der Grenzflächenpermeabilität, die zur Ausbildung reversibel-depressiver Wirkungen führt. Therapeutisch verwenden wir das Stadium der reversiblen Durchlässigkeitssteigerung im Gegensatz zu dem der reversiblen Permeabilitätsverminderung, das wir bei den Narkotica zur Erzielung narkotischer Wirkungen erreichen müssen.

Wir sind uns der Tatsache bewußt, daß diese Formulierung vorläufig noch keinesfalls als bewiesen gelten kann. Es fehlt dazu in erster Linie noch der Nachweis, daß die Steigerung der Erregbarkeit tatsächlich eine Folge der erhöhten Grenzflächendurchlässigkeit ist. Immerhin erscheint sie uns geeignet, als Arbeitshypothese für weitere Untersuchungen dienen zu können, in denen eine Analyse des Wirkungsmechanismus der Analeptica durchgeführt werden soll.

25.

Die bisher noch nicht sicher entschiedene Frage, ob für die Wirkung mittlerer Narkoticumkonzentrationen eine reversible Steigerung oder Verminderung der Grenzflächenpermeabilität charakteristisch ist, konnte durch unsere Versuche zugunsten der reversiblen Durchlässigkeitsverminderung entschieden werden. Der Nachweis eines dreiphasischen Verlaufs der nach verschiedenen Narkoticumkonzentrationen auftretenden Veränderungen der Grenzflächendurchlässigkeit dürfte uns eine gewisse Erklärung für die weiter oben dargelegte Vielfältigkeit der von früheren Untersuchern der permeabilitätsverändernden Wirkung der Narkotica beschriebenen

Versuchsergebnisse geben. Wir nehmen an, daß die Autoren, die eine Permeabilitätssteigerung nach Narkoticumeinwirkung beobachteten, entweder im Bereich der reversiblen Permeabilitätssteigerung niederer Konzentrationen oder (wenn die Reversibilität der beobachteten Vorgänge nicht geprüft wurde) im Bereich der irreversiblen Durchlässigkeitserhöhung gearbeitet haben. Die Kenntnis des phasischen Verlaufs dieser Permeabilitätsvorgänge wird in Zukunft die Deutung der aus derartigen Versuchen erhobenen Befunde erleichtern und zugleich eine einheitliche Erklärung der beobachteten Erscheinungen ermöglichen.

Zusammenfassung.

1. Es wird über die Beeinflussung der Ionenpermeabilität von Froschhaut unter der Wirkung von Narkotica und Analeptica berichtet. Für die Permeabilitätsmessung wurde eine elektrische Methode (Polarisationskapazitätsmessung nach Gildemeister) herangezogen.

2. Die vergleichende Untersuchung der Wirkung von Äthylurethan, Paraldehyd, Amylenhydrat, Chloralhydrat, Veronal und Luminal ergibt:

   a) Unter der Einwirkung narkotischer Konzentrationen kommt es zu einer reversiblen Verminderung der Grenzflächendurchlässigkeit.

   b) Subnarkotische Konzentrationen rufen eine reversible Permeabilitätssteigerung hervor.

   c) Höchste Konzentrationen (über der narkotischen Gabe liegend) führen zu irreversibler Durchlässigkeitssteigerung.

3. Die irreversibel permeabilitätssteigernde Wirkung läßt sich auch im Bereich narkotischer Konzentrationen nachweisen. Sie läuft hier der reversiblen Permeabilitätsverminderung zeitlich voraus.

4. Während die reversibel durchlässigkeitsvermindernde Wirkung mittlerer Narkoticumkonzentrationen mit der reversibel-depressiven (narkotischen) Wirkung der Narkotica in ursächlichem Zusammenhang steht (Permeabilitätstheorie der Narkose), wird die reversibel permeabilitätssteigernde Wirkung mit der erregenden Wirkung der Narkotica in Zusammenhang gebracht (analeptischer Wirkungsbereich).

5. Die irreversibel permeabilitätssteigernde Wirkung läßt sich bereits in Konzentrationsbereichen nachweisen, die noch zu reversibler Permeabilitätsverminderung führen (narkotischer Wirkungsbereich). Versuche am Türkschen Reflexfrosch und Quaddelversuche am Menschen ergeben, daß die irreversibel permeabilitätssteigernde Komponente mit der lokalreizenden Wirkung der Narkotica in ursächlichem Zusammenhang steht.

6. Die Einordnung der geprüften Narkotica hinsichtlich ihrer im Permeabilitätsversuch ermittelten lokalreizenden Wirkungsstärke ergibt die Reihenfolge: Chloralhydrat—Amylenhydrat—Äthylurethan—Barbitursäuren. Sie entspricht der aus der Praxis bekannten lokalreizenden Wirkung dieser Pharmaka.

7. Bei der Kombination von zwei Narkotica kommt es zu einer Addition der permeabilitätsverändernden Wirkung.

8. Cardiazol steigert in niederem Konzentrationsbereich die Ionenpermeabilität reversibel. Höhere Gaben führen zu reversibler Verminderung, höchste Konzentrationen zu irreversibler Steigerung der Grenzflächendurchlässigkeit. Die reversibel permeabilitätssteigernde Wirkung ist besonders gut ausgeprägt.

9. Die durch Einwirkung mittlerer (narkotischer) Konzentrationen eines Narkoticums reversibel verminderte Grenzflächendurchlässigkeit wird durch Zufuhr geeigneter Gaben von Cardiazol antagonistisch beeinflußt. Dieser Antagonismus ist wechselseitig. Auch die durch geeignete Cardiazolgaben reversibel gesteigerte Permeabilität kann durch Narkoticumgabe wieder zur Norm zurückgeführt werden.

10. Die Phase der reversibel permeabilitätssteigernden Wirkung der Analeptica wird in Zusammenhang mit der erregenden Wirkung dieser Pharmaka gebracht (therapeutisch ausgenutzte Phase der Analepticawirkung). Die reversibel durchlässigkeitsvermindernde Phase höherer Cardiazolkonzentrationen entspricht der lähmenden Wirkung höherer Analepticumgaben.

11. Unter der Einwirkung mehrerer anderer Analeptica (Strychnin, Coramin, Pikrotoxin, Campher) lassen sich prinzipiell die gleichen Veränderungen der Permeabilität nachweisen.

12. Es wird die Bedeutung der vorliegenden Untersuchungsergebnisse für die Entwicklung einer Theorie der Analepticawirkung diskutiert.

Literatur.

1) Gellhorn, E.: Das Permeabilitätsproblem. Berlin 1929. — 2) Stiles, W.: Permeability. London 1929. — 3) Höber, R.: Annual Rev. Biochem. (Am.) **1**, 1 (1932); **2**, 1 (1933). — 4) Wilbrandt, W.: Erg. Physiol. usw. **40**, 204 (1937). — 5) Osterhout, M.: Injury, recovery and death in relation to conductivity and permeability. Philadelphia 1922. — 6) Gildemeister, M.: Bethe-Bergmanns Handb. VIII/2, S. 657. — 7) Wien, M.: Ann. Physik **294**, 36 (1896). — 8) Warburg, E.: Ebenda **67**, 493 (1899). — 9) Nernst, W.: Pflügers Arch. **122**, 275 (1908). — 10) Gerstner, H.: Naunyn-Schmiedebergs Arch. **193**, 211 (1939). — 11) Gerstner, H.: Pflügers Arch. **244**, 68 (1940). — 12) Alcock, N.: Proc. roy. Soc. London **77**, 267 (1906); **78**, 159 (1906). — 13) Chiari, R.: Naunyn-Schmiedebergs Arch. **60**, 256 (1909). — 14) Höfler, H., u. R. Weber: Jb. wiss. Bot. **65**, 643 (1926). — 15) Lepeschkin, W.: Physiol. Zool. **5**, 479 (1932). — 16) Herweerden, M. van: Protaplasma (Berl.) **17**, 359 (1932). — 17) Winterstein, H.: Biochem. Z. **75**, 71 (1916). — 18) McClendon: Am. J. Physiol. **38**, 173 (1915). — 19) Lillie, E.: Ebenda **29**, 372 (1912); **30**, 1 (1912); **31**, 255 (1913); J. exper. Zool. **16**, 591 (1914); Biol. Bull. (Am.) **30**, 311 (1916). — 20) Höber, R.: Pflügers Arch. **120**, 492 (1907). — 21) Seo, T.: Ebenda **206**, 485 (1924). — 22) Winterstein, H.: Die Narkose. Berlin 1926. — 23) Osterhout, M.: Science **37**, 111 (1913). — 24) Osterhout, M.: Botan. Gaz. **61**, 148 (1916). — 25) Joel, A.: Pflügers Arch. **161**, 5 (1915). — 26) Gildemeister, M.: Ber. Physiol. **2**, 182 (1920). — 27) Lasnitzki, A.: Diss. Berlin 1921. — 28) Schmerl, E.: Unveröff. Versuche. Zit. n. Gildemeister, M.: Bethe-Bergmanns Handb. VIII/2, S. 688. — 29) Hozawa, A.: Jap. J. med. Sci., Biophysics. **1**, 59 (1924). — 30) Biskupski, F.: Pflügers Arch. **240**, 287 (1938). — 31) Hofmann, H.: Ber. XVIII. int. Physiol.-Kongr. Zürich 1938. — 32) Gerstner, H.: Pflügers Arch. **244**, 68 (1940). — 33) Lullies, H.: Ebenda **207**, 8 (1925). — 34) Lucke, B.: Biol. Bull. Mar. biol. Labor. Woods Hole (Am.) **60**, 72 (1932). —

35) Anselmino, K.: Pflügers Arch. **220**, 633 (1928). — 36) Knaffl-Lenz, E. v.,: Ebenda **171**, 51 (1918). — 37) Katz, G.: Biochem. Z. **90**, 153 (1918). — 38) Traube) L.: Ebenda **10**, 371 (1908). — 39) Ashkenaz, E.: J. cellul. a. comp. Physiol. (Am.. **11**, 163 (1938). — 40) Lange, H., u. P. Kappus: Z. physiol. Chem. **124**, 140 (1923) — 41) Binz, C.: Naunyn-Schmiedebergs Arch. **9**, 31 (1878). — 42) Schmiedeberg, O.: Arzneimittellehre. Leipzig 1895. — 43) Gottlieb, R.: Naunyn-Schmiedebergs Arch. **30**, 21 (1891). — 44) Meyer, H., u. R. Gottlieb: Exper. Pharmakologie. Berlin 1935. — 45) Starkenstein, E.: Lehrbuch der Pharmakologie. Wien 1938. — 46) Hildebrandt, F.: Heffters Handb. exper. Pharmak., Ergänzungsbd. V, S. 151 (1935). — 47) Hildebrandt, F.: Ebenda, S. 128 (1935). — 48) Hofmann, H.: Naunyn-Schmiedebergs Arch. **183**, 146 (1936). — 49) Gros, O., u. H. Hofmann: Ebenda **183**, 138 (1936). — 50) Gros, O., u. H. Hofmann: Klin. Wschr. **1936**, S. 1340. — 51) Schäfer, H.: Elektrophysiologie. Wien 1940. — 52) Hofmann, H.: Klin. Wschr. **1939**, S. 627. — 53) Wagner, K.: Elektrotechn. Z. **32**, 1001 (1911). — 54) Giebe, E.: Handb. Physik. **16**, 501. — 55) Krönert, W.: Meßbrücken und Kompensatoren. Berlin 1935. — 56) Ostwald-Luther: Handb. f. phys.-chem. Messungen. Leipzig 1925, S. 508. — 57) Schoeler, H.: Z. exper. Med. **97**, 694 (1935). — 58) Gerstner, H.: Pflügers Arch. **242**, 587 (1939). — 59) Tsuji, S.: Z. Biol. **92**, 384 (1932). — 60) Fühner, H.: Ebenda **120**, 143 (1921). — 61) Overton, E.: Studien über die Narkose. Jena 1901. — 62) Gros, O.: Naunyn-Schmiedebergs Arch. **62**, 380 (1910). — 63) Dorner, A.: Z. physiol. Chem. **81**, 99 (1912). — 64) Lissande, L.: Thèse de Paris 1875. — 65) Kochmann, M.: Heffters Handb. exper. Pharmak. **1**, 133. — 66) Kochmann, M.: Ebenda, Ergänzungsbd. II. — 67) Früh, H.: Naunyn-Schmiedebergs Arch. **95**, 129 (1922). — 68) Colucci, G.: Riv. Neur. **7**, 313 (1937). — 69) Heim, F.: Naunyn-Schmiedebergs Arch. **191**, 112 (1938). — 70) Hofmann, H.: Ebenda **196**, 87 (1940). — 71) Hofmann, H.: Ebenda **199**, 664 (1942). — 72) Scheminzky, F.: Ber. XVIII. int. Physiol.-Kongr. Zürich 1938. — 73) Adler, P., u. Cl. Hradecky: Naunyn-Schmiedebergs Arch. **181**, 541 (1936); Klin. Wschr. **1937**, S. 519. — 74) Essen, K., u. K. Rogge: Naunyn Schmiedebergs Arch. **194**, 527 (1940). — 75) Haas, H.: Ebenda **199**, 656 (1942). — 76) Seelich, F.: Pflügers Arch. **243**, 283 (1939/40). — 77) Flamm, S.: Naunyn Schmiedebergs Arch. **138**, 257 (1928). — 78) Berczeller, L.: Biochem. Z. **90**, 288 (1918). — 79) Reicher, K.: Z. Klin. Med. **65**, 235 (1908). — 80) Bloor, W.: J. biol. Chem. (Am.) **19**, 1 (1914). — 81) Höber, R.: Dtsch. med. Wschr. **1915**, S. 273. — 82) Zorn, L.: Z. exper. Path. u. Ther. **12**, 529 (1913). — 83) Gros, B.: Naunyn Schmiedebergs Arch. **200**, 218 (1942). — 84) Gros, O.: Ebenda **62**, 380 (1910). — 85) Dette, K.: Biochem. Z. **149**, 136 (1924). — 86) Gildemeister, M.: Pflügers Arch. **200**, 278 (1923). — 87) Peseriko, E.: Boll. Soc. Biol. sper. **1**, 139 (1926). — 88) Embden, G., u. E. Adler: Hoppe Seylers Z. **118**, 1 (1922). — 89) Ebbecke, U.: Pflügers Arch. **195**, 555 (1922). — 90) Ebbecke, U.: Ebenda **197**, 482 (1922). - - 91) Woker, G., u. H. Weyland: Z. allg. Physiol. **16**, 265 (1914). — 92) Nagai, H.: Ebenda **6**, 195 (1907). — 93) Löhner, F.: Ebenda **15**, 199 (1913). — 94) Vouk, V.: Denkschr. d. Akad. d. Wiss. Wien **88**, 653 (1913). — 95) Josing, E.: Jb. wiss. Bot. **36**, 197 (1901). — 96) Lloyd, F.: Anesth. et Analg. **3**, 9 (1924). — 97) Buytendijk, F.: Arch. néerld. Physiol. **2**, 521 (1914). — 98) Schroeder, H.: Flora **99**, 156 (1909). — 99) Breyer, H.: Pflügers Arch. **99**, 481 (1903). — 100) Efron, J.: Ebenda **36**, 467 (1885). — 101) Kärber, G., u. L. Lendle: Naunyn-Schmiedebergs Arch. **160**, 440 (1931). — 102) Biedermann, W.: S.ber. Akad. Wiss. Wien **97**, 84 (1888). — 103) Kilian, H.: Naunyn-Schmiedebergs Arch. **181**, 105 (1936). — 104) Bernard, Cl.: Leç. les anesthésiques et sur l'asphyxie. Paris 1875. — 105) Girndt, O.: Naunyn-Schmiedebergs Arch. **164**, 118 (1932). — 106) Mehl, W.: Ebenda **151**, 41 (1930). — 107) Nyary, v.: Ebenda **162**, 565 (1931). — 108) Biehler, W.: **178**, 693 (1935). — 109) Gros, O.: Ebenda **180**, 258 (1936). — 110) Hildebrandt, F.: zit. n. Heffters Handb. exper. Pharmak., Ergänzungsbd. V, S. 167. — 111) Fischer, M.: Knolls Mitt. f. Ärzte. Jubil.-Ausg. 1936. — 112) Koll, W.: Naunyn-Schmiedebergs Arch. **184**, 365 (1937). — 113) Lipschitz, W.: Ebenda **138**, 163 (1928). — 114) Lipschitz, W.: Ebenda **151**, 267 (1930). — 115) Peng, D.: Ebenda **151**, 270 (1930). — 116) Guggenheim, K.: Ebenda **151**, 279 (1930). — 117) Krauss, K.: Boll. Ist. sieroter. milan. **16**, 118 (1937). — 118) Rossi, F.: Lett. oftalm. **12**, 113 (1935). — 119) Bredemann, W.: Diss. Leipzig 1941.

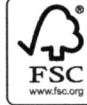

MIX
Papier aus verantwortungsvollen Quellen
Paper from responsible sources
FSC® C105338

If you have any concerns about our products,
you can contact us on
ProductSafety@springernature.com

In case Publisher is established outside the EU,
the EU authorized representative is:
**Springer Nature Customer Service Center GmbH
Europaplatz 3, 69115 Heidelberg, Germany**

Printed by Libri Plureos GmbH
in Hamburg, Germany